U0214739

福建省社会科学普及出版资助项目
（2021年度）

编委会

主　任：林蔚芬

副主任：王秀丽

委　员：康蓉晖　刘兴宏　李培鍋

福建省社会科学普及出版资助项目说明

福建省社会科学普及出版资助项目由福建省社会科学界联合会策划组织和资助出版，是面向社会公开征集的大型社会科学普及读物，旨在充分调动社会各界参与社会科学普及的积极性、创造性，推动社会科学普及社会化、大众化，为社会提供更多更好的社会科学普及优秀作品。

高血压
居家防治指南

郑翠红 ◎ 主编

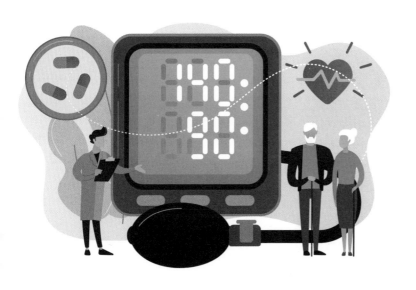

海峡出版发行集团
THE STRAITS PUBLISHING & DISTRIBUTING GROUP
福建科学技术出版社
FUJIAN SCIENCE & TECHNOLOGY PUBLISHING HOUSE

图书在版编目（CIP）数据

高血压居家防治指南 / 郑翠红主编 . —福州：福建
科学技术出版社，2022.9
　ISBN 978-7-5335-6796-5

　Ⅰ . ①高… Ⅱ . ①郑… Ⅲ . ①高血压 - 防治 Ⅳ . ①R544.1

　中国版本图书馆 CIP 数据核字（2022）第 118426 号

书　　名	高血压居家防治指南
主　　编	郑翠红
出版发行	福建科学技术出版社
社　　址	福州市东水路 76 号（邮编 350001）
网　　址	www.fjstp.com
经　　销	福建新华发行（集团）有限责任公司
印　　刷	福州力人彩印有限公司
开　　本	720 毫米 ×1020 毫米　1/16
印　　张	9
字　　数	95 千字
版　　次	2022 年 9 月第 1 版
印　　次	2022 年 9 月第 1 次印刷
书　　号	ISBN 978-7-5335-6796-5
定　　价	79.00 元

书中如有印装质量问题，可直接向本社调换

目 录

第一篇　认识高血压

一、认识正常血压和高血压

（一）什么是血压

1.血压是如何形成的

血液在血管内流动时对血管壁产生的压力就是我们所说的血压，就像打开水龙头，水流到水管壁的时候产生的压力。血压能使动脉保持一定水平的压力，使血液循环正常运行，维持机体健康的生命状态。

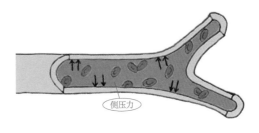

当心脏收缩时，血液流入大动脉，冲击动脉管壁，产生的压力叫做收缩压；当心脏舒张时，动脉弹性回缩所产生的压力，叫做舒张压。

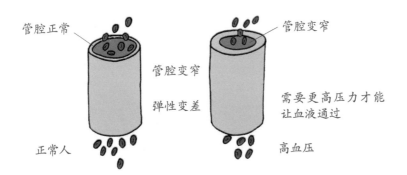

这两个压力可以通过血压计测得。血压并不是一直保持不变的，如正常人睡觉时的血压会比清醒时更低；生气、紧张、运动时血压会比安静时更高。

2.正常血压的范围是多少

（1）18岁及以上成年人：按血压水平分类，收缩压＜120毫米汞柱（mmHg，本书统一用此标注）和舒张压＜80mmHg，为正常血压；当收缩压维持在120～139mmHg，舒张压维持在80～89mmHg时，为正常高值血压。

（2）儿童青少年：不同年龄小儿血压的正常值可用公式推算：收缩压（mmHg）=80+（年龄×2）；舒张压应为收缩压的2/3。

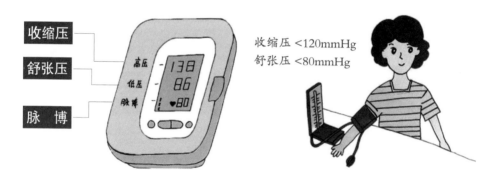

（二）什么是高血压

1.什么是高血压

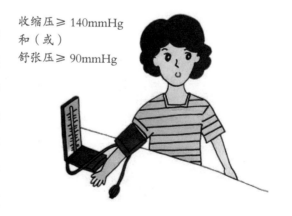

在未使用降压药物的情况下，诊室收缩压≥140mmHg和（或）舒张压≥90mmHg，即：①收缩压≥140mmHg，舒张压≥90mmHg。②收缩压≥140mmHg，舒张压

< 90mmHg。③收缩压< 140mmHg，舒张压≥ 90mmHg，以上情况均可诊断为高血压。

但应注意的是，因为血压会波动，所以一般需在不同日期安静状态下测量至少 3 次，并记录其平均值，如果血压高于标准即可诊断为高血压。

2. 高血压有什么症状

不同患者症状各不相同，有的患者早期无症状或者症状不明显，仅仅在劳累、情绪波动后血压升高，休息后恢复。随着病程延长，血压持续升高，会逐渐出现各种症状。

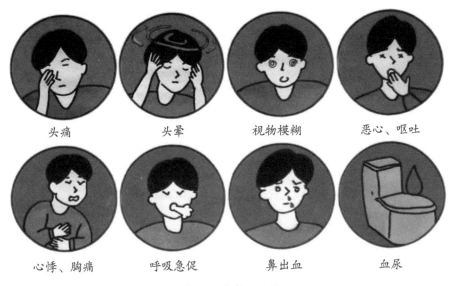

|头痛|头晕|视物模糊|恶心、呕吐|

|心悸、胸痛|呼吸急促|鼻出血|血尿|

高血压的常见症状

头晕、头痛是最常见的症状。头痛表现为持续性钝痛或搏动性胀痛，有时甚至可能引起恶心、呕吐。此外，还可能表现出心悸、胸闷、鼻出血、血尿、视物模糊等症状。如果血压突然升高到一定程度，会在短期内发生严重的心、脑、肾等器官的损害和病变，如脑卒中、心肌梗死等。因此，一旦发现血压升高或出现早期症状，要及时检查和治疗。

二、为什么会患上高血压

（一）高血压与遗传

高血压不属于传统意义上的遗传性疾病，它是遗传和环境因素共同作用的结果。父母均患有高血压者，其子女今后患高血压的概率高达45%；父母一方患高血压病者，子女患高血压的概率是28%；在有高血压家族史的健康子代中发生高血压的概率是无高血压家族史子代的2～3倍；而双亲是高血压病人其子女患高血压的概率是双亲血压正常者的5倍。同时，如果父母得病的年龄越早，发病的年龄越小，子女遗传高血压病的风险也就越高。但不是说父母有高血压，孩子百分之百也会有高血压，如果养成良好的生活习惯，还是能够降低患高血压的风险。

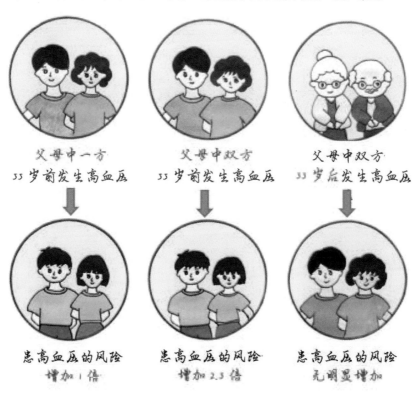

父母中一方　　　　父母中双方　　　　父母中双方
55岁前发生高血压　55岁前发生高血压　55岁后发生高血压

患高血压的风险　　患高血压的风险　　患高血压的风险
　增加1倍　　　　　增加2.3倍　　　　无明显增加

（二）高血压与食盐

很多人在日常进食中非常喜欢咸食，煮菜也会放许多盐，认为咸才有味道。但盐吃多了，容易引发高血压。高血压和食盐之间的"恩怨情仇"其实和盐中的"钠"有关。我国有一半高血压患者属于盐敏感性高血压，这类

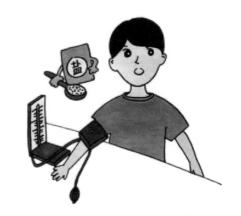

病人与正常人相比，身体对盐的代谢更慢，吃一样量的盐，正常人一天就代谢掉了，而盐敏感性高血压病人可能需要两天，第二天又吃进新的盐，体内的钠就比正常人要高，造成体内钠离子潴留，而钠离子增加人体血管渗透压，把血管外部的水分吸收进血液里，使得循环血容量增加，可以想象一下，在一个管道中，流动的水多了，压力自然就大了。同时，钠离子还会引起细小动脉的张力增高、血管平滑肌的肿胀，使得管腔变细，血管阻力增加，进而导致血压升高。因而限盐是高血压患者特别是盐敏感性高血压患者控制血压的关键，《中国高血压防治指南（2018年修订版）》建议一个人每天摄盐量不能超过6g（普通啤酒瓶盖平铺满一瓶盖）。

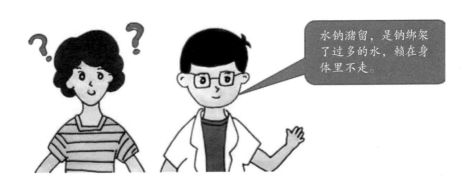

水钠潴留，是钠绑架了过多的水，赖在身体里不走。

（三）高血压与不良生活方式

高血压的发生是多种因素综合作用的结果，久坐、缺乏锻炼、熬夜、吸烟、饮酒等与高血压的发生密切相关。久坐、缺乏锻炼等直接的后果就是肥胖，肥胖尤其是"大腹便便"者更容易导致高血压。这是因为腹部膨隆使得腹腔与胸腔之间的横膈抬高，对胸腔产生压迫，影响呼吸运动和血液循环，活动后会出

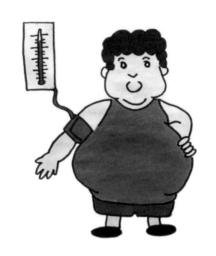

现气短心悸，心脏需要输出更多的血量，导致血压升高。长期睡眠不足是罹患高血压的一个重要致病因素，正常情况下，一天中血压的波动会呈现出白天高晚上低的规律，以便在夜间睡眠时让身体得到充分休息。如在该休息时，大脑仍处于兴奋状态，血压就会因为交感神经兴奋等而出现上升。长期熬夜，会对心、脑、肾等器官造成不可逆性损害。

此外，烟草中的尼古丁会兴奋中枢神经和交感神经，使心率加快，同时促使肾上腺释放大量儿茶酚胺，使小动脉收缩，导致血压升高；同时，吸烟所引发的氧化应激可通过损害一氧化氮介导的血管舒张反应引发血压增高。饮酒也会使神经兴奋性增强，心跳加快，心排血量增加，间接引起肾素水平的升高，周围血管收缩，外周阻力加大，导致血压升高。

（四）高血压与精神压力

精神压力过大，也是高血压的诱发因素之一。尤其在中青年高血压人群里，因为工作、生活压力，造成的焦虑、抑郁等负面情绪，是诱发高血压的常见因素，焦虑抑郁等不良情绪可使非高血压人群患高

血压风险增加 2 ~ 3.5 倍。由于高血压与交感神经活性亢奋有关，而心理应激所引起的情绪变化，可通过大脑边缘系统、下丘脑使自主神经功能发生明显变化，多种神经递质浓度与活性异常，包括去甲肾上腺素、肾上腺素、多巴胺等导致交感神经活性亢奋，使血浆儿茶酚胺浓度升高，小动脉收缩，导致血压升高。

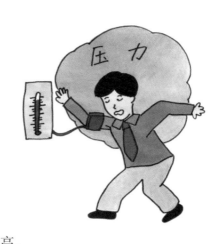

三、高血压——人类的无声"杀手"

对于患者来说血压升高只是冰山一角，高血压真正可怕之处在于对各个器官的损害。高血压可不动声色地损害人体心脏、大脑、肾脏、眼睛等器官，严重危害着人的健康。

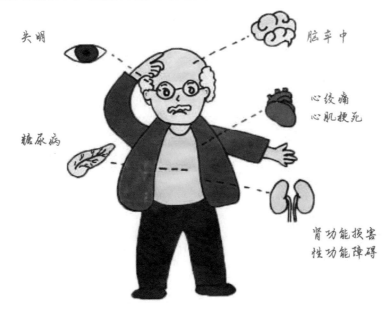

（一）高血压与冠心病

冠心病即冠状动脉粥样硬化性心脏病，指冠状动脉发生粥样硬化，使血管管腔狭窄或闭塞，导致心肌缺血缺氧或坏死而引起的心脏病。高血压是冠心病发病的独立危险因素，高血压患者发生冠心病的风险较正常血压者高 3 ~ 4 倍，60% ~ 70% 的冠心病患者合并高血压。高血压

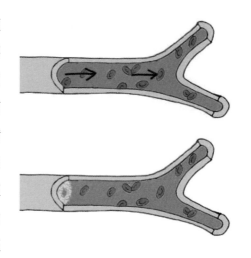

引起冠心病主要源于高血压对冠状动脉的损伤。在长期高压血流冲刷下，冠状动脉的血管内膜会受到损伤，内膜损伤后，血液中的脂质容易通过损伤处沉积在血管壁内，逐渐形成动脉粥样硬化斑块。当动脉粥样硬化斑块不断长大，造成冠状动脉的严重狭窄时，就会出现心绞痛。动脉粥样硬化斑块在高压血流的冲击下还容易破裂，一旦破裂，破口处形成血栓，阻塞冠状动脉，造成心肌梗死，甚至猝死。

（二）高血压与脑卒中

脑卒中又叫"中风"，具有发病率高、致残率高、死亡率高的特点，是急性脑血管病中非常严重的一种，严重威胁着中老年人的健康。脑卒中可表现为脑出血、脑血栓形成和脑栓塞。长期持续的血压升高，可加速动脉粥

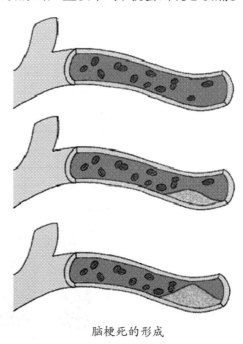

脑梗死的形成

样硬化，出现两种结局：①形成动脉粥样硬化斑块，造成动脉管腔变窄或闭塞出现脑组织的血液供应障碍而出现脑梗死；斑块的碎片脱落顺着血流进入脑动脉

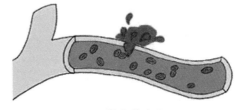

脑血管破裂出血

而造成脑梗死；斑块破裂继发血栓形成堵塞血管。②长期的高血压造成动脉硬化易在血管压力突然增加的情况下，使血管破裂发生脑出血。另外，高血压也容易引发心房颤动。心房发生颤动后，心房收缩功能就会减弱，心房中的血液无法被完全泵出，瘀滞在心房内，逐渐结成块、形成血栓。血栓一旦脱落，就会随着血流进入脑部血管，很容易堵塞血管，阻断脑部供血，导致缺血性脑卒中。

（三）高血压肾病

高血压合并肾衰竭约占10%。高血压与肾脏有着密切的关系，一方面高血压可引起肾脏损害，另一方面肾脏损害可加重高血压。高血压与肾脏损害相互影响，形成恶性循环。肾动脉硬化和肾衰竭是比较常见的高血压并发症，高血压使血管内血液对血管壁的压力增高，血液中的蛋白漏出，蛋白一旦漏出会破坏肾脏的滤过系统，时间一长，对肾小球造成的破坏便难以逆转，肾脏会代偿性地增大，直至肾衰竭。急剧发展的高血压可引起广泛的肾小动脉弥漫性病变，导致恶性肾小动脉硬化，从而迅速发展为尿毒症。尤其是在恶性高血压或者血压极高不能控制的时候，肾脏会出现短期内的急剧损害，影响更大。

（四）高血压眼病

高血压引起的眼底损害主要是视网膜动脉硬化，严重者可出现眼底出血、视盘水肿，临床上主要表现为视力减退、视物模糊，高血压在早期一般不会累及眼睛，但是长时间保持较高的状态，就会影响到眼部的循环功能，血压迅速升高是早期引发高血压患者视物模糊的主

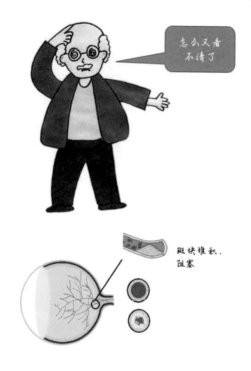

要原因，这种视物模糊症状会逐渐加重。眼底动脉硬化是高血压长期发展之后引发的病变，一旦高血压引发了眼部动脉硬化，就代表眼部的病变会持续发展，并且会导致眼部功能障碍。视网膜出血水肿一般是后期引发了高血压肾病，对眼部造成了多种因素的影响之后才诱发的严重病变，容易导致患者失明。

按 Wagener 和 Backer 高血压眼底改变分为 4 级，分级标准如下：

Ⅰ级：视网膜动脉变细，反光增强。

Ⅱ级：视网膜动脉狭窄、动静脉交叉压迫。

Ⅲ级：上述病变基础上可见眼底出血及渗出。

Ⅳ级：上述病变基础上伴视神经视乳头水肿。

Ⅲ级和Ⅳ级高血压眼底改变对判断预后有价值。高分辨率眼底照相可评估眼底损害程度。

（五）高血压与糖尿病

大多数高血压患者往往伴随着糖尿病，二者有着共同的发病基础，可以说是"一根藤上结出的两个苦瓜，难兄难弟不分家"，基本 50% 诊断为糖尿病的患者同时患有高血压。高血压和糖尿病相互影响。一方面，高血压会加重血糖对身体造成的损害，包括对大血管、微血管和肾脏的影响。另一方面，糖尿病患者由于胰岛素抵抗、糖代谢紊乱会促进血管内皮损伤和重塑，会加速动脉和全身小动脉硬化，使外周阻力增加，导致血压升高。同时，高血糖会使血容量增加，肾脏超负荷，水钠潴留，最终导致血压升高。高血压合并糖尿病患者心脏病或脑卒中的风险较单

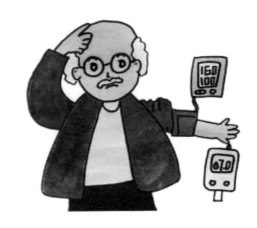

独高血压或糖尿病患者高，同时，也更容易发生糖尿病相关的短期或长期并发症，如糖尿病足、糖尿病肾病等。

（六）高血压与性功能

高血压患者中出现性功能障碍的人数是健康男子的 4 倍以上，主要表现为阴茎勃起功能不全，即阳痿。阴茎勃起是因为流向阴茎的血液增加，导致海绵体压力增加，从而勃起。而高血压会导致这些血流通路发生损伤或障碍，阴茎从而无法正常勃起。此外，性生活中的兴奋感会使高血压患者的血压进一步升高，而出现头晕、心悸、气短等，使得患者产生焦虑情绪，也可能导致阳痿。

第二篇　高血压家庭防治指导

一、血压的测量与管理

（一）挑选适合的血压计

1.认识一下血压计

生活中常用的血压计有水银血压计和电子血压计。水银血压计由于测量数值准确，医院仍在广泛使用，但因为要配合听诊器使用，需经过培训方可掌握测量技巧，而且很难一个人完成，且血压数值不能直接呈现，最重要的是水银有毒易污染环境。电子血压计只

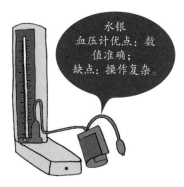

水银血压计优点：数值准确；缺点：操作复杂。

水银血压计

需一键操作，数值直观，可以独立操作，因此，它越来越成为家庭测量血压的主流工具。

2.正确挑选血压计

工欲善其事，必先利其器，要想血压测得准，挑选适合的血压计很重要。电子血压计虽然测量方便，但由于市面上的电子血压计质量参差不齐，因此挑选起来也有讲究。

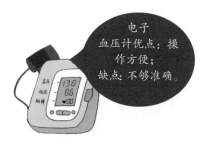

电子血压计优点：操作方便；缺点:不够准确。

电子血压计

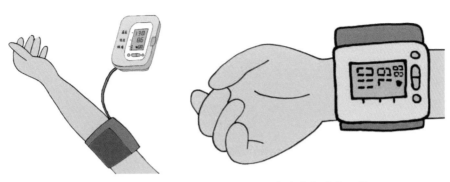

上臂式电子血压计　　　　　　　　　　手腕式电子血压计

首先，按照《中国高血压防治指南（2018年修订版）》的推荐，提倡使用上臂式电子血压计，因为测量的是大动脉的血压，比手腕式或手指式的电子血压计更加真实准确。

其次，我们推荐使用经过国际标准认证的电子血压计，有英国高血压协会（BHS）、欧洲高血压协会标准（ESH）、美国医疗器械协会标准（AAMI）这三个国际标准认证标识的，就可以放心使用啦。

电子血压计校准

电子血压计需要定期校准（至少每年要校准一次），否则可能导致血压测量数据不准确，影响医务人员指导用药。可以找当地的"计量研究院""标准计量院"之类的机构咨询是否提供血压计校准服务，或者找血压计所属品牌的售后服务机构进行校准，如果查找不到可以提供校准服务的机构，也可以在就诊时，携带自己的血压计，与公立医院的血压计测量血压的数值进行比较。公立医院的血压计每年都要求强制性校准，所以其测量数值是可靠的。

（二）家庭测量血压的方法

1. 测前准备不可少

（1）整洁、安静、光线充足的环境是测血压的最佳选择。

（2）血压测量前最好安静休息 5 分钟左右再测，如果有运动、情绪激动、吸烟、进食等情况，则最好休息 15 ～ 30 分钟后再测。

2. 血压测量方法要记牢

（1）血压测量姿势：测量血压时坐着、躺着都可以，保持测量手臂的肱动脉和心脏位于同一水平，否则会影响血压数值的准确性。如果坐着，手臂与心脏平齐，如果躺着，最好平卧，手臂自然放在身体旁边，与腋下中线平齐。

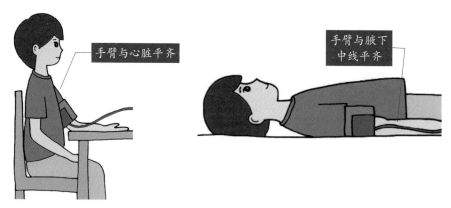

血压测量的姿势

（2）测量血压方法：以坐式测量为例，测量时坐直，身体放松，手放松，掌心朝上，上卷衣袖露出上臂（衣袖要宽松）并将袖带均匀地缠在上臂，袖带中心与心脏保持在同一高度，袖带的下缘距肘窝约 2 横指，松紧以可容纳 1 指为宜。

①电子血压计：按下电子血压计的开关，袖带即开始充气，等显示屏显示最终数字时即可读取血压值。测血压过程中如发现血压有异常，应休息 1 ～ 2 分钟再重新测量。

②水银血压计：将听诊器置于肘窝肱动脉上方，袖带下端应位于

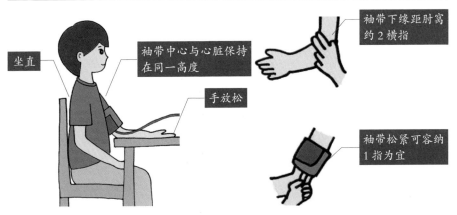

坐直

袖带中心与心脏保持在同一高度

手放松

袖带下缘距肘窝约2横指

袖带松紧可容纳1指为宜

血压测量的方法

肘窝上方 2 ~ 3 厘米处，袖带应充气至比肱动脉搏动消失点的血压高 20 ~ 30 mmHg，以 2 ~ 3mm Hg/s 的速度放气。当听到第一声搏动音时，此时所在的刻度为收缩压，搏动音消失时定为舒张压。如果至 0mmHg 仍可听到搏动音，则应将搏动音明显变低沉的点作为舒张压。测量值应读数到最接近的 2mmHg 范围内。

3. 自我监测很重要

（1）准备一本血压监测记录表，或下载一个血压记录的 App，专门记录每次测量的血压值，观察血压的变化，就诊时随身携带，可以给医生提供参考。

血压监测记录表

日期		上午			中午			下午			晚上		
		高压	低压	心率	高压	低压	心率	高压	低压	心率	高压	低压	心率
	服药时间情况													
	血压值													
	服药时间情况													
	血压值													
	服药时间情况													
	血压值													

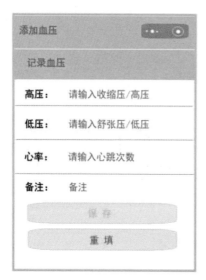

血压记录 App

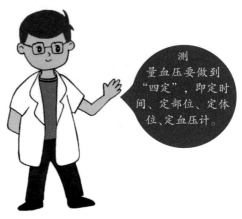

（2）测血压的"四定"法则：

测量血压要做到"四定"，即定时间、定部位、定体位、定血压计。

①定时间：一天中人体的血压会稍有不同，会有高低起伏，大多数人的血压在凌晨2～3点最低，上午6～10点以及下午4～8点各有一个高峰，晚上8点后又开始缓慢下降，表现为"双峰一谷"，这种现象称为血压的日节律。因此，只有做到在同一时间段进行血压测量才具有可比性。家庭血压监测时，建议应每日早上、晚上测量血压，

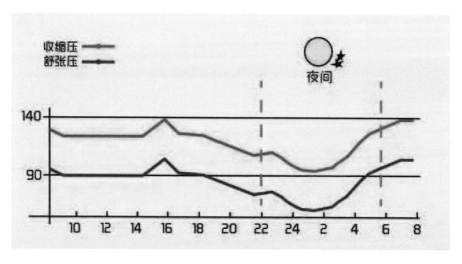

血压的日节律

以便于了解清晨血压和晚间血压的情况。通常，早上血压测量应在起床后 1 小时内进行，服用降压药物之前，早餐前，剧烈活动前。考虑到我国居民晚饭时间较早，建议晚间血压测量在晚饭后、上床睡觉前进行。不论早上还是晚上，测量血压前均应注意排空膀胱。

②定部位：多数人左、右上肢两侧测得的血压数值会有不同，测量血压应以读数较高一侧为准，受到肱动脉解剖位置的影响，一般来说右上肢的血压要高于左上肢，血压差异为 5 ～ 10mmHg，因此目前主要是测量右侧上肢血压。但有些情况例外，比如脑血管意外等导致偏瘫的病人，偏瘫肢体血管可能不正常而影响血压测量值，测量血压时应选择健侧上肢。因此，平时测血压如果一直选择左上肢，就一直选择左上肢，而不是今天选择左上肢明天选择右上肢，从而造成人为误差。

左？

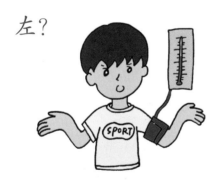
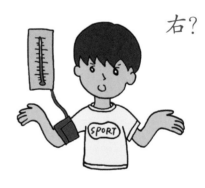

右？

③定体位

　　血压会随体位变化而改变，比如坐姿与躺姿测量血压相比，会有 10mmHg 的差异。我国高血压指南建议均推荐坐姿测量血压，当然如果患者因疾病原因不能保持坐姿，也可以选择躺姿或其他姿势，但需要注意的是每次

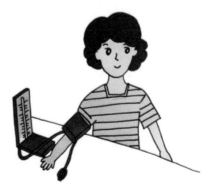

坐位测量血压

17

测量应该保持同一姿势。

④定血压计：不管选择何种血压计，都不建议频繁更换，因为不同血压计之间会有差异。我们要注意的是血压计在使用期间，应定期进行校准，至少每年 1 次，如果家里的血压计不够精准，则应及时更换。

4.小毛病让测血压"脱靶"

（1）憋尿时量血压：憋尿会引起生理和心理的双重紧张，使得交感神经异常兴奋，从而血压升高、心跳加快、心肌耗氧量增加，甚至引起脑出血或心肌梗死。所以测血压前，务必去个卫生间。

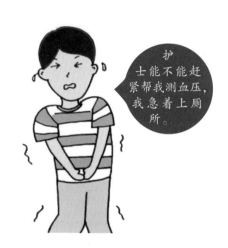

（2）坐姿不当：有些人坐着测血压时，背部不靠椅背，双脚不平放在地板上，这种坐姿会让血压

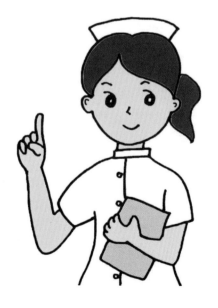

读数增高 6 ~ 10mmHg。测量血压的正确姿势是端坐在椅子上，后背平靠在椅背上，双脚平放在地板上，不要跷二郎腿。

（3）手臂悬空：受测者手臂悬空，可能导致血压读数偏高约10mmHg。正确的做法是测量血压时将手臂平放在桌面上，使上臂中点与心脏平齐。

（4）袖带裹着衣服测血压：如果把袖带套在衣服上测量，可能造成血压读数偏高。因此，最好裸露手臂来测量。但冬天在医院检查时，完全脱掉上臂衣物有很多不便，此时可保留一层薄衣物（如薄衬衣或薄秋衣），这不会

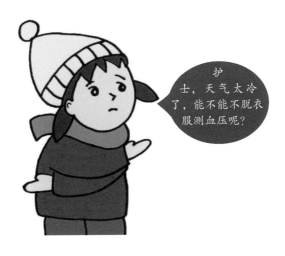

对血压测量结果产生明显影响。但需要注意的是，很多人习惯将上衣袖子挽起来测血压，这样也不妥，如果挽起的衣袖包裹上臂太紧，可

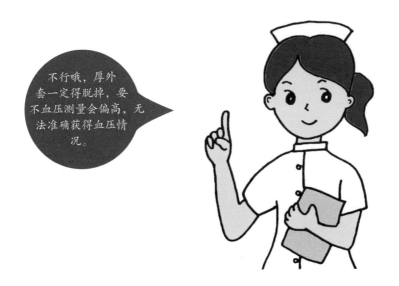

使血压测量结果偏低。

（5）袖带裹得太紧：如果裹得太紧，血压读数会增加 2 ~ 10mmHg。（正确绑扎袖带方法参照"测量方法"）

（6）边说话边量血压：量血压时与医生交谈、与家人说话、打电话等情境下不宜测量血压，此时测量的血压均会比正常血压增加10mmHg 左右。所以，量血压时要保持安静。

二、高血压家庭用药

（一）治疗高血压的常见药物

1.西药

高血压常用药是非常多的（表 2—1），每种药的作用机制以及不良反应都不一样。我们治疗高血压的时候，要讲究个体化原则，也就是每一个人用药是不一样的，应该在医生的指导下按病情轻重和个体差异分级用药，如果服药类型不对，不但降压效果不明显，还会增加副作用。

表 2-1　高血压常用西药

类型	常见药	不良反应	禁忌症
钙拮抗剂	硝苯地平（缓释片、控释片）、氨氯地平、左旋氨氯地平、非洛地平缓释片、拉西地平、尼卡地平、尼群地平、贝尼地平、乐卡地平、维拉帕米、维拉帕米缓释片、地尔硫䓬胶囊	心率增快、面部潮红、头痛、下肢水肿	心力衰竭、窦房结功能低下、心脏传导阻滞
ARB（血管紧张素受体拮抗体）	氯沙坦、缬沙坦、厄贝沙坦、替米沙坦、坎地沙坦、奥美沙坦	与药物有关的不良反应很少	高血钾症、妊娠、双侧肾动脉狭窄
ACEI（血管紧张素转换酶抑制剂）	卡托普利、依那普利、贝那普利、赖诺普利、雷米普利、福辛普利、西拉普利、培哚普利、咪哒普利	刺激性干咳、血管性水肿	高血钾症、妊娠、双侧肾动脉狭窄

续表

类型	常见药	不良反应	禁忌症
β受体阻滞剂	比索洛尔、美托洛尔平片、美托洛尔缓释片、阿替洛尔、普萘洛尔、倍他洛尔、拉贝洛尔、卡维地洛、阿罗洛尔	心动过缓、乏力、四肢发冷	急性心力衰竭、支气管哮喘、病态窦房结综合征、房室传导阻滞、外周血管病
利尿剂	噻嗪类利尿剂（氢氯噻嗪）、襻利尿剂（呋塞米）、保钾利尿剂（氨苯蝶啶）、醛固酮拮抗剂（螺内酯）	乏力、尿量增多	肾功能不全
ARNI	诺欣妥（沙库巴曲缬沙坦钠片）	血管性水肿、低血压、肾功能损害、高钾血症	重度肝功能损害、胆汁性肝硬化、胆汁淤积、中期和晚期妊娠、血管性水肿

医生有话说：

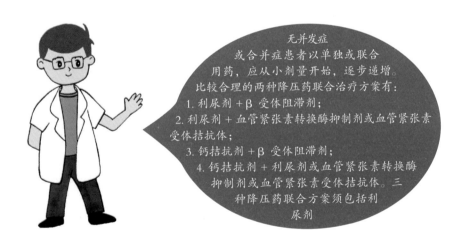

无并发症或合并症患者以单独或联合用药，应从小剂量开始，逐步递增。比较合理的两种降压药联合治疗方案有：
1. 利尿剂 + β受体阻滞剂；
2. 利尿剂 + 血管紧张素转换酶抑制剂或血管紧张素受体拮抗体；
3. 钙拮抗剂 + β受体阻滞剂；
4. 钙拮抗剂 + 利尿剂或血管紧张素转换酶抑制剂或血管紧张素受体拮抗体。三种降压药联合方案须包括利尿剂

2. 中药

中国传统医学中并无"高血压病"这一病名，后人根据相关文献描述及其症状表现将之归属为"眩晕""头痛""风眩"的范畴。原卫生部 2002 年颁布的《中药新药临床研究指导原则》，将高血压分为肝火亢盛、阴虚阳亢、阴阳两虚、痰湿壅盛四个证型，主要涉及心、肝、

脾、肾，治疗高血压，应辨清虚实，论证而治。肝火亢盛型可选择天麻钩藤饮、龙胆泻肝汤等；阴虚阳亢型可选择玄参钩藤汤、建瓴汤等；阴阳两虚型可选择金匮肾气丸、济生肾气丸等；痰湿壅盛型可选择半夏白术天麻汤、茯苓杏仁甘草汤等。

高血压常用中药

1. 决明子：味甘，性寒，清肝明目，润肠通便，有降血压和降胆固醇功效。

2. 生槐花：味苦，性微寒，可降血压及改善毛细血管脆性。

3. 葛根：味甘辛，性凉，对高血压引起的头痛、头晕、肢麻、耳鸣等症状有良效。

4. 钩藤：味甘，性微寒，具清热平肝、息风止痛等功效，多与夏枯草、菊花等配伍应用。

5. 黄芩：味苦，性寒，常与菊花、钩藤等配伍治疗神经性高血压和动脉硬化高血压病。

6. 山楂：味酸甘，性微温，功能消食化积，活血降压。

7. 淫羊藿：味辛甘，性温，其主要功效为补肾壮阳，祛风湿，降血压。

8. 罗布麻：味淡涩，性凉，有平肝降压，清热利水作用。

9. 地龙：味咸，性寒，用于肝阳上亢型高血压有较明显的降压效果。

10. 夏枯草：味辛苦，性寒，清肝、散结、化痰、降压。

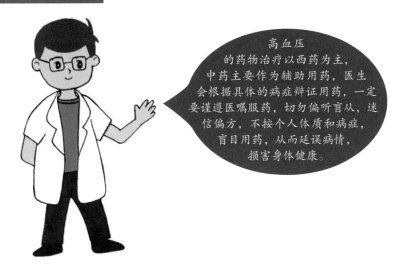

医生有话说:

高血压的药物治疗以西药为主,中药主要作为辅助用药,医生会根据具体的病症辩证用药,一定要谨遵医嘱服药,切勿偏听盲从,迷信偏方,不按个人体质和病症,盲目用药,从而延误病情,损害身体健康。

(二)服用高血压药须知

1. 一定要听医生的话

在没有严重并发症的情况下,一般高血压患者都是在家服药治疗,医生会根据每个人的情况,选择一种或者多种药物来

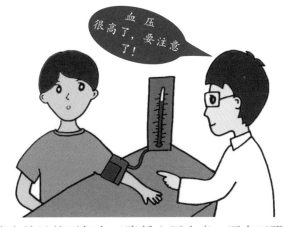

平稳地控制血压,药物治疗的目的不仅在于降低血压本身,还在于强化对心、脑、肾等器官的保护作用。因此,一定要在医生的指导下按医嘱准确用药,并且定期复查,医生会根据病情变化调整用药。

2. 正确服药很重要

高血压患者应知晓所服用降压药物的名称、剂量、用法、作用及不良反应,并留存药物使用说明书,按照医嘱按时按量服药,不任意

增减剂量，否则会增加药物的不良反应，导致血压不稳定。

根据血压的"双峰一谷"，可选择在早晨起床后服用第一次降压药，如需服用第二次，则应在下午 5 点之前。而睡觉时本身血压就会降低，因此睡前一般不服用降压药，以避免血压大幅度下降。

3. 千万不要随意停药

降压药物要达到稳定的最佳降压效果需要一定时间，所以要遵医嘱定时服用降压药，不要随意加药或换药，避免影响治疗效果，一定要在医生指导下调整用药。一些患者感觉血压降下来了，症状也缓解了，就认为可以不用吃药了。实际上，即便

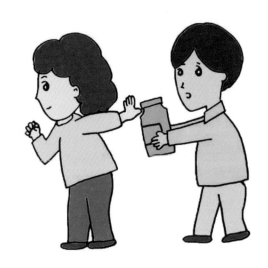

是没有症状的高血压，假如长期不吃药的话，病况可能会加剧，还会继续引起更严重的高血压并发症，如脑出血、心肌梗死等。

4. 服用高血压药的禁忌

服用高血压药期间，有相应的禁忌。

（1）避免饮酒：用降压药的时候，应当避免喝酒，饮酒不仅会影响到药物的疗效，还容易加剧高血压的病症表现。

（2）避免进食高盐食物：高血压患者应当坚持低盐、低脂饮食，如果在使用降压药期间，吃了过于油腻和盐分过重的食物，会导致血压升高。

（3）避免情绪激动及过度紧张、焦虑：遇事要冷静，沉着，使自己生活在最佳境界中，从而维持稳定的血压。

三、高血压家庭饮食指导

一提起高血压的饮食防治,"少盐少糖"四个字,估计你已经听腻了。而你上网随便一搜"降血压",发现各种神奇的食物铺天盖地而来,"降血压:不花钱的降压食疗法,简单实用""6种降血压食物,每天换着吃,保管血压乖乖听话"。那么食物与血压有何关系,究竟怎么吃才能降血压?

（一）血压与食物的关系

要想降低血压,有两个方法:一是让血管舒张,变得"更宽阔";二是减缓血流压力,让血液变得"更平缓"。目前已经明确证实降压药可以达到这两点,具体药物我们在上一章节已经说明。那么饮食,确实也和血压有着千丝万缕的关系。

1.高钠食物与血压的关系

高钠摄入与血压升高存在显著相关性,不仅成人中高钠摄入与高血压的发生呈正相关,哈佛医学院的 Bernard Rosner 等人研究显示:高钠摄入与儿童时期血压升高呈正相关。高血压病人应避免摄入高钠食物,如避开海鲜干货等"天生高钠"、熟肉熟鱼制品等"后天高钠"、饼干面包等"没咸味"的"隐形盐"等食物"陷阱"。常见富含钠的食物详见表2-2。

表2-2 常见富含钠的食物

单位:毫克/100克（可食部）

食物名称	钠	食物名称	钠	食物名称	钠	食物名称	钠
虾 皮	5058	咸水鸭（熟）	1558	午餐肉	982	豆腐干	634
虾 米	4892	广东香肠	1478	酱 鸭	981	风干肠	618
鲑鱼子酱	2881	羊乳酪	1440	鱿鱼（干）	965	油 条	585

续表

食物名称	钠	食物名称	钠	食物名称	钠	食物名称	钠
咸鸭蛋	2706	福建式肉松	1420	香肠（罐头）	874	羊肉串（炸）	581
鲅鱼（罐头）	2310	腊肠	1420	酱牛肉	869	沙蛤蜊	578
香肠	2309	葵花籽（炒）	1322	叉烧肉	819	油饼	573
老保健肉松	2302	方便面	1144	火腿肠	771	午餐肠	553
咖喱牛肉干	2075	蛋清肠	1143	肯德基(炸鸡)	755	蚕豆（炸）	548
牛肉松	1946	大腊肠	1099	鹌鹑蛋（五香罐头）	712	松花蛋	543
虾脑酱	1790	火腿	1087	小红肠	682	咸面包	526
鸡肉松	1688	扒鸡	1001	素火腿	676	海参	503

2. 高钾食物与血压的关系

人类肾脏维持着保钠排钾的平衡，增加钾的摄入，提高饮食钾/钠比例是限盐之外另一重要血压调控措施，可以抑制钠从肾小管的吸收，促进钠从尿液中排泄，还可以对抗钠的升压作用，对血管的损伤有防护作用。更有助于防治高血压的发生发展，增加钾的摄入有利于减轻由盐负荷诱发的高血压心血管损伤，防治脑卒中。常见富含钾的食物详见表2-3。

表2-3 常见富含钾的食物

单位：毫克/100克（可食部）

食物名称	钾	食物名称	钾	食物名称	钾	食物名称	钾
黄豆粉	1890	葡萄干	995	鳟鱼（虹鳟）	688	枣（干）	524
花茶	1643	赤小豆	860	榛子（炒）	686	百合	510
小麦麸粉	1523	莲子（干）	846	南瓜子（炒）	672	腰果	503
黄豆	1503	豌豆	823	虾皮	617	松子仁	502

续表

食物名称	钾	食物名称	钾	食物名称	钾	食物名称	钾
黑豆	1377	绿豆	787	密云小枣	612	毛豆	478
桂圆（干）	1348	杏干	783	黄花菜	610	椰子	475
蘑菇（干）	1225	豆浆粉	771	花生仁（生）	587	香菇（干）	464
芸豆（红）	1215	木薯	764	葵花籽（生）	562	洋姜	458
蚕豆	1117	海带（干）	761	虾米	550	栗子（鲜）	442
马铃薯粉	1075	木耳（干）	757	甜菜叶	547	大蒜（紫皮）	437
奶油	1064	杏仁	746	豆腐皮	536	菱角（老）	437
绿豆面	1055	豇豆	737	眉豆	525		

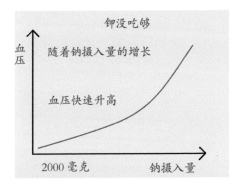
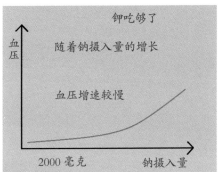

钾、钠和血压的关系

3. 戳穿"网传食物降压神效"的谎言

那么像芹菜、木耳、洋葱这些网传的食物在降血压方面功效有那么神奇吗？答案是否定的，事实上，很难通过只吃一种食物而达到降血压的目的。比如芹菜，它含有钾，但同样有较高的钠，此外还有钙、锌等微量元素。而如果顿顿芹菜榨汁，当水喝，则可能导致血管肿胀，反而不利于血压控制。

（二）合理饮食巧搭配

1. 谷物为主，粗细搭配

（1）粗细有"别"：日常生活中，我们食用最多的粮食基本上都是细粮，也就是经过精细加工过的食物，如米饭、面条、白面等，这类食物易消化，营养也容易被吸收。但是膳食纤维含量少，而粗粮富含膳食纤维，具有清理血管的作用，有助于改善因高血压所致的脂质沉淀，也可预防高血脂，降低高血压发生几率。

细粮有哪些？细粮常见的是大米和小麦，是世界上仅有的两种能做成"细粮"的粮食。白米很容易煮熟，煮好之后颜色洁白晶莹，口感非常柔软。白面做成各种食物之后柔韧可口，特别是发面之后松软有弹性。细粮的口感比粗粮的要好，但细粮由于经过精制，营养成分流失较多，营养价值没有粗粮高。

粗粮有哪些？粗粮包括：

①谷物类：玉米、小米、红米、黑米、紫米、高粱、大麦、燕麦、荞麦等。

②杂豆类：黄豆、绿豆、红豆、黑豆、青豆、芸豆、蚕豆、豌豆等。

③块茎类：番薯、山药、土豆等。

由于加工简单，粗粮的口感有些粗糙，但也正因为如此，粗粮中保存了许多细粮中没有或者含量较少的精品成分。粗粮含有丰富的不可溶性纤维素，有利于保障消化系统正常运转；它与可溶性纤维素协同工作，可降低血液中低密度脂蛋白胆固醇和三酰甘油的浓度；延长食物在胃里面的停留时间，延迟饭后葡萄糖吸收的速度，从而降低患高血压、糖尿病和心脑血管疾病的风险。

（2）谷物有"益"：中国慢性病前瞻性研究（CKB）一项针对43.6万居民的分析表明，多吃粗粮，对有高血压的人而言，有助于降压；对于没有高血压的人，则可预防高血压。每周吃粗粮的次数越多，得高血压的可能性越低。同时《英国医学杂志》发表研究指出，与摄入粗粮相比，摄入大量精加工谷物具有更高的心脏病和死亡风险。全谷物往往比精制谷物含有更多的膳食纤维、维生素、矿物质和必需脂肪酸。全谷物摄入量增加与心血管疾病和死亡风险降低有关。

　　《中国居民膳食指南（2016）》推荐，食物多样、谷类为主是平衡膳食模式的重要特征，每天摄入谷薯类食物250～400克，其中全谷物和杂豆类50～150克，薯类50～100克。饮食需做到"食物多样，谷类为主，粗细搭配"。食物多样能保证提供人体必需的各种营养素，谷类为主既保证充足能量并避免摄入过多动物性食物，又能预防慢性病。

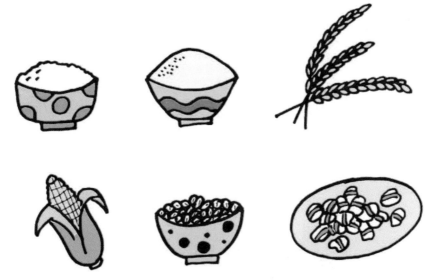

　　2. 顿顿有蔬菜，天天有水果

　　（1）蔬菜水果功效佳：《中国居民膳食指南科学研究报告（2021）》指出，增加蔬菜摄入可以降低高血压导致心血管疾病的发病和死亡风险；增加水果摄入量也可以降低高血压等心血管疾病的发病率和改善不良结局。

　　蔬菜、水果是维生素、矿物质、膳食纤维和植物化学物质的重要来源。深色蔬菜的营养价值一般优于浅色蔬菜，富含叶绿素、胡萝卜素、花青素等，是维生素 A 的主要来源。蔬菜、水果对保持肠道正常功能，提高免疫力，降低肥胖、糖尿病、高血压和癌症等慢性疾病风险具有重要作用。蔬菜与水果分属不同类别食物，不能互相替换。我们提倡餐餐有蔬菜，每天吃水果。

（2）蔬菜、水果样样观：《中国居民膳食指南（2016）》指出，蔬菜、水果是平衡膳食的重要组成部分，餐餐有蔬菜，保证每天摄入300～500克蔬菜，深色蔬菜应占1/2；天天吃水果，保证每天摄入200～350克新鲜水果，但是果汁不能代替鲜果。

医生有话说：

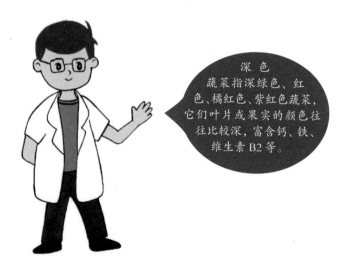

深色蔬菜指深绿色、红色、橘红色、紫红色蔬菜，它们叶片或果实的颜色往往比较深，富含钙、铁、维生素B2等。

①常见的深绿色蔬菜：菠菜、油菜、小白菜、芹菜叶、空心菜、莴笋叶、芥菜、西兰花、柿子椒等。

②常见的红色蔬菜：番茄、红甜椒、红辣椒、甜菜根等。

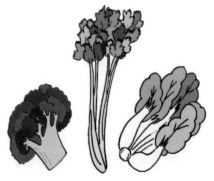

③常见的橙黄色蔬菜：胡萝卜、南瓜、黄甜椒、黄西葫等；

④常见的紫色（含蓝色与黑色）蔬菜：红苋菜、紫甘蓝、蕺（jí）菜（鱼腥草）、紫洋葱、海带、木耳等。

⑤常见的浅色蔬菜：洋葱、大蒜、白色的菌菇类（银耳、金针菇、杏鲍菇等）、菜花、大白菜、卷心菜、白萝卜、冬瓜、茭白等。这里特别强调一下，茄子、黄瓜、香菇也属浅色蔬菜。

医生有话说：

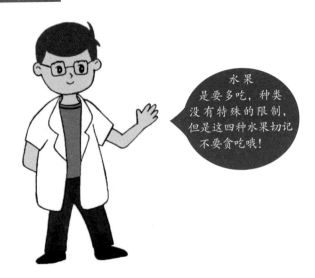

水果是要多吃，种类没有特殊的限制，但是这四种水果切记不要贪吃哦！

水果不是样样好，如下这几种水果切勿多碰。

①柑橘里边含有大量的酸性物质，会导致血管收缩，而且还会加速血液循环，自然就可能引起血压在短时间内突然失控。

②石榴的糖分含量非常高，大量摄入会导致血糖突然升高，会影响血压，导致血压紊乱。

③柚子会严重影响降压药的效果，导致药性降低，很可能因为高血压引起各种突发情况。

3. 控油少盐，清淡饮食

（1）拒绝接"钠"：大多菜肴以咸作基础味，食盐让我们享受到了美味佳肴。世界卫生组织（WHO）建议，成人钠摄入量降至每日2克（每日盐摄入量不超过5克），建议儿童参照所推荐的成人每日2克钠摄入最高限量酌减。

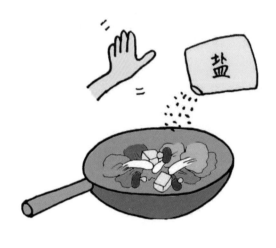

（2）"咸"的后果：钠摄入量超标会引发下列健康问题：

①加重肾脏代谢的负担，影响肾功能健康。

②使口腔唾液分泌减

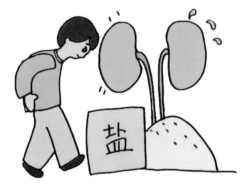

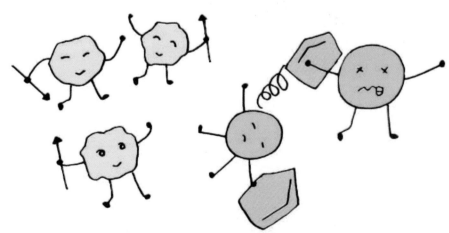

钠摄入量超标影响呼吸道健康

少，溶菌酶相应减少，导致各种细菌、病毒侵犯上呼吸道；同时抑制口腔黏膜上皮细胞的繁殖，削弱抗病能力；盐可杀死上呼吸道的正常寄生菌群，造成菌群失调，增加上呼吸道感染的风险。

③影响锌的吸收，导致缺锌，影响智力发育。

④无法自行排泄的钠会滞留在体液中，加重心血管系统负担，引起水肿、高血压等；钠太多还会导致钾从尿中过量排出，同样伤害心脏功能。

⑤血中钠浓度越高，钙的吸收就越差，影响生长发育和骨骼健康。

（3）"隐形盐"的摄入："含盐量高"不等于"口感咸"。很多你吃着不太咸的食物，含盐量其实相当高。生活中，看似清淡的清汤挂面，只要一小把，你全天的"吃盐指标"就被占用了一半。具体含盐量高的食物参照表2-4。

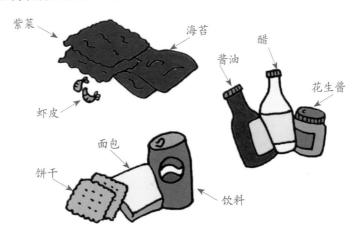

含隐形盐的食物

表2-4　含盐量高的食物

食物种类	食物名称及量	含盐量
果脯蜜饯类	10颗话梅35克（可食部分14克）	3.4克，占每天吃盐推荐量56%
	100克杏脯	2.2克
	100克山楂蜜饯	1.5克

续表

食物种类	食物名称及量	含盐量
面制品类	100 克挂面	3.0 克，占每天吃盐推荐量 50%
	2 片面包（约 100 克）	1.1 克
	2 个奶油蛋糕（约 100 克）	0.9 克
干果零食类	1 袋兰花豆 86 克	2.5 克，占每天吃盐推荐量 41.5%
	1 袋豌豆 100 克	2 克
	1 把瓜子 50 克（可食部分 26 克）	1.4 克
薯片饼干类	1 袋饼干 100 克	1.9 克，占每天吃盐推荐量 31%
	1 袋锅巴 100 克	1.3 克
	1 打薯片 52 克	1.2 克
加工豆制品零食	5 块豆腐干 100 克	3.75 克，占每天吃盐推荐量 63%
	6 串素肉 60 克	1.7 克
	6 块鱼豆腐 100 克	2.1 克
肉类加工品	1 根火腿肠 105 克	2.8 克，占每天吃盐推荐量 47%
	1 袋泡椒凤爪 100 克	2.8 克
	1 袋小烤肠 48 克	1.4 克

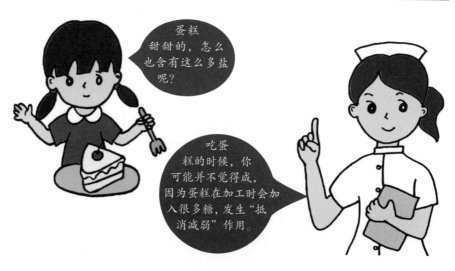

（4）"盐值"的秘密：目前市面上高盐食物多种多样，我们可以通过钠含量换算成盐含量，就能逐一解开它们的"盐值"秘密。食盐由氯化钠组成，其中钠所占比例接近40%，因此1克钠可换算为2.5克盐。将食品包装上营养成分表中的钠含量乘以2.5，便可得出其盐含量。

四、高血压家庭运动指导

生命在于运动，这句话对于高血压患者而言也不例外，但是由于疾病的特殊性，一定要科学合理地运动，才不会影响身体健康。

（一）规律运动可降血压

只有迈出腿，才能让血压有所"动容"。

（1）运动可改善自主神经功能，降低交感神经张力，减少儿茶酚胺的释放量，或使人体对儿茶酚胺的敏感性下降。

（2）运动可提升胰岛素受体的敏感性以及提高"好胆固醇"——高密度脂蛋白胆固醇，降低"坏胆固醇"——低密度脂蛋白胆固醇，减轻动脉粥样硬化的程度。

（3）运动能锻炼全身肌肉，促使肌肉纤维增粗，血管口径增大，管壁弹性增强，心、脑等器官的侧支循环开放，血流量增加，有利于血压下降。

（4）运动能增加体内某些有益的化学物质浓度，如内啡呔、五羟色胺等，降低血浆肾素和醛固酮等有升压作用物质的水平，使血压下降。

运动时和运动后一段时间确实血压会偏高，但是会驱动副交感神经的持续兴奋，对降压有持续的影响。

（5）运动可稳定情绪，舒畅心情，使紧张、焦虑得以缓解，有利于血压稳定。

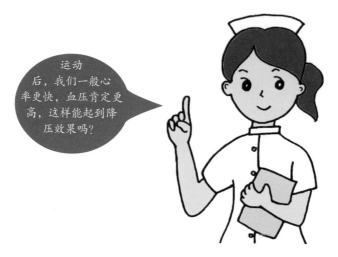

虽然运动的时候，心跳更快、更强，血压升高，但在长期运动后，人的血压、心跳不仅不会过度升高，血压的调节系统更灵敏、更协调，更有利于保持血压的稳定。同时运动过程中血管内皮细胞会释放一氧化氮（NO）等物质，这是人体自产的纯天然舒张血管物质，可以很好地舒张血管，降低血压。而且长期运动还会让肌肉的毛细血管增多，让血管变得更粗，自然也能降低血压。

（二）选择适合的运动方式

1. 有氧运动

有氧运动又称有氧代谢运动，是指人体在有氧代谢的状态下长时间进行的耐力性运动，一般是中小强度的运动，需要反复多次，它是高血压患者最推荐的身体活动方式，平均收缩压可降低 4.9 ～ 12.0 mmHg，舒张压降低 3.4 ～ 5.8

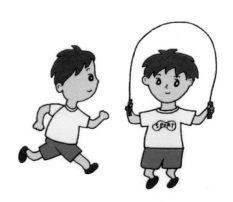

mmHg。有氧运动包括快走、慢跑、游泳、骑自行车、健身操、跳绳等。

2. 等张训练

等张训练就是肌肉进行收缩和放松交替进行的力量练习，可以改善神经肌肉协调性。它是一种低中强度力量训练，可作为辅助运动治疗，可降低收缩压 4.3 ~ 6.6 mmHg，舒张压 4.5 ~ 5.5mmHg，等张运动包括负重蹲起、卧推、挺举等。

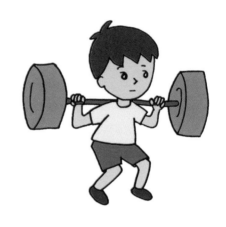

3. 等长训练

等长训练是指在肌肉两端（起止点）固定或超负荷的情况下进行肌肉收缩的一种训练方式。它是一种低中强度力量训练，同样可作为辅助运动治疗，可降低收缩压 0.5 ~ 6.9 mmHg，舒张压 1.0 ~ 5.2mmHg。等长训练包括平板支撑、静态卷腹等。

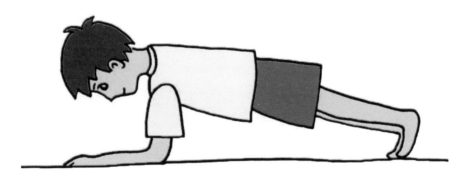

（三）运动应遵循的原则

1. 量力而行

每周锻炼 3 ~ 5 次，每次 30 分钟左右，但是前提是必须加入 5 ~ 10 分钟的热身及放松运动。运动的强度要因人而异，以运动后不出现过度疲劳或者明显的不适为宜。

2. 循序渐进

患者可以根据自己的
身体状况、个人喜好和实际
条件选择适合自己的运动项
目，具体运动方法也可因地
制宜，但是必须要坚持循序
渐进的原则。

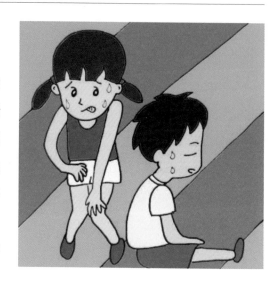

（四）选择适合的运动
时机

1. 下午优于早晨

很多人喜欢选择早晨作为一天锻炼的主要时间，但在城市里，早
上空气污染最严重，而下午的空气相对清洁，比较适宜户外运动。

2. 警惕"晨峰"

高血压存在"晨峰"
现象，每天清晨到上午血
压上升较明显，容易发生
心脑血管问题，而有的高
血压患者早晨起床不吃降
压药就开始锻炼，容易导
致血压升高。如果习惯早
上锻炼，也不要太早，9点

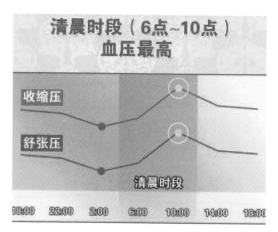

清晨时段（6点~10点）
血压最高

收缩压

舒张压

清晨时段

18:00　22:00　2:00　6:00　10:00　14:00　18:00

后再去锻炼，运动前要做好各项准备工作，早晨去锻炼之前，喝杯开水，
吃两块饼干，记得要吃下降压药。

3. 饭后歇一歇

老话说"饭后百步走，活到九十九"。实际这句话并不准确，应

该改成"饭后歇一歇，再来慢步走"。因为，刚吃饱饭，血液到胃肠道助消化去了，马上运动，血液再跑到四周血管去，回心血量减少、心输出量减少，血压会下降，不但影响胃的消化吸收功能，并且减少了心脑的血液供应。

4. 睡前不宜运动

睡前运动会使神经兴奋而影响睡眠质量，因此不宜运动。

（五）高血压家庭运动细节

高血压患者在运动时需要注意一些细节问题：

①注意周围环境气候：夏天避免中午艳阳高照的时间；冬天要注意保暖，防中风。

②穿着舒适吸汗的衣服：选棉质衣料、运动鞋等是必要的。

③进行运动时，切勿空腹，以免发生低血糖，应在饭后90分钟进行运动。

④运动过程中出汗多，一定要注意补充水分。

⑤生病或不舒服时应停止运动。

⑥运动中不做头部低于身体的动作，或仰卧脚抬起。

⑦运动中加减强度时均是逐步递增或递减。

⑧运动中有任何不适现象，应立即停止。

⑨运动结束后要待心律恢复正常后才能坐卧。

第三篇　妊娠高血压家庭防治指导

一、妊娠期高血压疾病

（一）妊娠期高血压疾病的分类

怀孕期间，孕妇也可能会得高血压——妊娠期高血压疾病。妊娠期高血压疾病属于妊娠期特有的疾病，指在妊娠前无高血压，妊娠20周后出现血压升高的情况。多数病例在妊娠期出现一过性高血压、蛋白尿等症状，分娩后6周内降至正常。妊娠合并高血压的孕妇患子痫前期与子痫风险较高。

妊娠期高血压疾病按照严重程度可分成3级：妊娠期高血压、子痫前期和子痫，具体症状及危险程度详见表3–1。妊娠期高血压疾病是

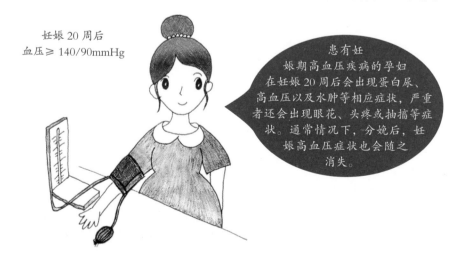

妊娠20周后
血压≥140/90mmHg

患有妊娠高血压疾病的孕妇在妊娠20周后会出现蛋白尿、高血压以及水肿等相应症状，严重者还会出现眼花、头疼或抽搐等症状。通常情况下，分娩后，妊娠高血压症状也会随之消失。

造成孕妇及围生儿死亡的重要原因，因此，一旦出现妊娠高血压，孕妇要高度重视，及时就诊并接受规范化治疗，确保母婴安全。

表 3-1　各种类型的妊娠期高血压疾病的症状及危险程度

类　型	症　状	危险程度
妊娠期高血压	※ 血压 ≥ 140/90mmHg ※ 无蛋白尿、无水肿	★
子痫前期	※ 血压 ≥ 140/90mmHg（轻度） ※ 血压 ≥ 160/110mmHg（重度） ※ 出现蛋白尿、水肿 ※ 头晕、头痛、视物模糊和上腹部不适	★ ★
子痫	※ 子痫前期的基础上出现抽搐、甚至昏迷	★ ★ ★

（二）妊娠期高血压疾病的偏爱对象

讲起妊娠期高血压疾病的病因，目前尚不明确。但是经过研究发现，它有以下几类偏爱对象：一是初孕妇，也就是第一次怀孕生孩子的孕妇；二是低龄孕妇（年龄 ≤ 18 岁）或高龄孕妇（年龄 ≥ 35 岁）；三是精神过度紧张致使中枢神经系统功能紊乱者；四是有慢性高血压、慢性肾炎、糖尿病等病史和严重营养不良的孕妇；五是体型矮胖者；六是多胎妊娠、羊水过多、巨大儿及葡萄胎等子宫张力过高的孕妇；七是有高血压家族史，尤其是妊娠期高血压疾病史的孕妇。

有以上情况的孕妇在怀孕期间都要注意观察自己的血压、是否出现水肿和蛋白尿等情况，及时发现妊娠期高血压，并及早治疗。

（三）妊娠期高血压疾病的预防

既然得了妊娠期高血压疾病这么危险，那么，有没有办法来预防呢？答案是肯定的。怀孕后，做对以下三件事，远离妊娠期高血压疾病！

1. 注意休息和保暖

孕妇要保证足够的睡眠和休息时间，身体疲劳时血压会升高；另外天气寒冷时，孕妇容易毛细血管收缩，从而引发妊娠期高血压，因此要注意保暖。

2. 合理饮食，适度运动

怀孕后不是吃得越多越好，而要调整饮食结构，既要保证充足营养，又不能摄入太多营养，营养过剩也容易引发高血压；适当运动能增强身体抵抗力，降低高血压发生概率。

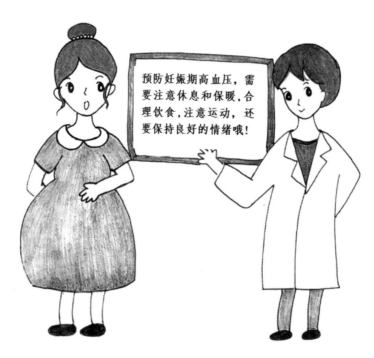

预防妊娠期高血压，需要注意休息和保暖，合理饮食，注意运动，还要保持良好的情绪哦！

3. 保持良好的情绪

怀孕期间，孕妇的情绪很敏感，心情起伏较大，容易产生焦虑等不良情绪，而保持平和的心态和良好的情绪有助于平稳血压，预防妊娠期高血压。

二、妊娠期高血压疾病的监测要点

（一）血压是否控制在正常范围内

对于妊娠期高血压疾病的孕妇来说，监测血压是十分重要的，建议每天早晨、中午、晚上固定时间各测量一次血压并记录，一来可以监测血压是否在正常范围内；二来可以监测血压的变化，就诊时给医生提供治疗的参考依据。当然，前提是血压要测得准（准确测量血压方法参照第二篇"家庭血压测量方法"）。

（二）体重是否增长过快

到了妊娠中晚期，孕妇每周的体重增长不超过 0.5 千克，体重增长过多不利于血压的控制。建议每天或者隔天在同一时间测量一次体重，监测体重是否增长过快，以判断是否出现隐性水肿。另外要注意自己有没有发生水肿和水肿的部位及范围，及时到医院就诊。

> 每天或隔天测一次体重，控制体重增长 ≤500g/ 周。

（三）子痫症状是否出现

子痫对孕妇和胎儿会造成严重的影响，发生子痫的症状为抽搐、甚至昏迷。孕妇自身和家属都要密切注意是否出现头痛、视力模糊、上腹部不适等先兆症状，或者原有的这些症状是否加重，以警惕子痫的发生。

（四）宝宝是否健康

孕妇在妊娠期间都要严密监测宝宝的健康状况，数胎动就是最简便的方法。每天早、中、晚固定时间各数 1 次胎动，每次 1 小时；如果做不到一天数 3 次，也要每天固定一个时间数 1 个小时。正常胎动是 3～5 次／小时，3 次总数相加乘以 4，就是 12 小时的胎动计数。当 12 小时胎动大于 30 次，反映胎儿情况良好，少于 20 次，说明胎儿异常；如果胎动少于 10 次，则提示胎儿缺氧。孕妇可以借助一些 App 来帮助记录胎动次数，以监测胎动变化，条件允许情况下勤听胎心，以及时发现胎儿窘迫。

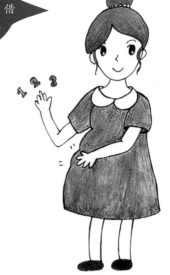

记住每天都要数 3 次，一次 1 个小时哦！借助 App 来计数更方便！

三、妊娠期高血压疾病的危害

（一）孕妈难过

怀孕后，为了供给胎儿足够的营养，孕妇的血容量会增加。这给血管带来很大的压力，使得孕妇的血压升高。血压升高之后，部分孕妇会出现头晕、头痛的症状，严重情况下，脑部、心脏、肾脏等全身各个脏器的功能都会受到损害，出现脑血管意外、左心衰竭和肾衰竭。

（二）宝宝危险

血压升高，加上小动脉痉挛，使动脉中的血液很难供给到胎盘里，而胎儿是通过胎盘中的血液来获取营养物质的，胎盘供血不足，胎儿从妈妈血液中获取的营养不够，会使胎儿发育不良、生长受限，严重情况下还会造成胎儿停止发育和胎盘早期剥离（无法继续给胎儿供给氧气和营养物质了），严重威胁胎儿的健康。

四、妊娠期高血压疾病家庭用药指导

（一）慎之又慎，用药原则知多少

如果妊娠期高血压病情轻，仅有血压升高，没有其他明显的症状，可以通过休息和适度的运动把血压控制在正常范围内，一般来说，不需要使用降压药。但如果血压 ≥ 150/100mmHg，还出现了蛋白尿、水肿等子痫前期的症状，并且不能通过上述方法将血压控制在良好范围的话，就要进行药物治疗。因此有些孕妇一发现自己得了妊娠期高血压，就觉得要马上吃药，这是不可取的。值得注意的是，若孕妇怀孕前就有高血压，并且有服药的话，怀孕后也要继续服药。

对于妊娠期高血压疾病的孕妇，使用降压药是非常谨慎的，如何选择呢？选择降压药物的原则为对胎儿无毒副作用，不影响心排血量、肾血流量和子宫胎盘灌注量。此外，为保证子宫胎盘血流灌注，给胎儿供给足够的氧气和营养，要保证孕妇的血压不可低于 130/80mmHg。

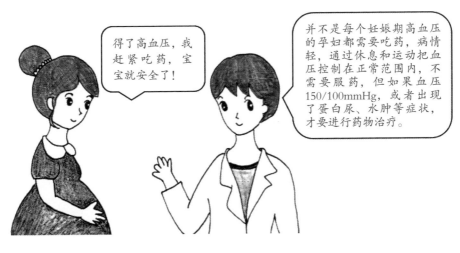

（二）孕期也能吃的降压药

孕期常用的降压药物有拉贝洛尔和硝苯地平。拉贝洛尔具有良好的降压作用，同时可以保证胎盘的血流灌注，在不减少胎盘血流的情况下可以促进胎儿的营养摄入和胎儿的发育。需要注意的是降压药物必须在专业的医师指导下使用。

（三）用药注意事项多

妊娠期高血压疾病的孕妇在服用降压药物时，要注意以下几点：一是让血压平稳下降，不能降得过快、过低，以免影响胎盘的血流灌注量和引起其他的并发症；二是使用药物过程中要监测血压，适时地根据血压来调整降压药物的用药剂量和频次；三是遵医嘱服药，不能自行停药或者调整药物剂量。

五、妊娠期高血压疾病饮食指导

（一）"三高一低"控血压

所谓的"三高一低"指的就是高蛋白、高钙、高钾和低钠，它们都发挥着什么作用呢？

1. "三高"之高蛋白

蛋白质不仅是支持胎儿大脑发育的主力军，更有助于血管舒张，降低血压。妊娠期高血压疾病的孕妇要多补充优质蛋白质，鱼肉和鸭肉都含有丰富的蛋白质，此外瘦肉、蛋类、奶制品和豆制品也是孕期理想的蛋白质来源。

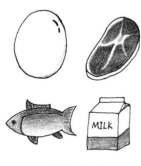

高蛋白食物

2. "三高"之高钙

钙可以调节血管收缩和舒张能力，有助于稳定血压。孕期应适当补钙，中国营养学

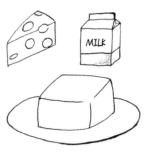

高钙食物

会建议，孕早期每天补充 800 毫克，孕中期和孕晚期每天 1000 毫克。牛奶和奶制品含钙丰富并且容易吸收，豆制品、鱼虾和芝麻等食物中含钙也很丰富，另外也可以适当补充钙剂。

3. "三高"之高钾

钾能够促进钠的排出，对抗钠的升压作用，因此，充足的钾可以帮助控制高血压。蔬菜水果中含钾比较多，如香蕉、橙子、马铃薯、菠菜等，可以多吃，另外还可以通过口蘑、紫菜和银耳来补充，以满足胎儿正常的生长发育。

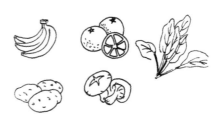

高钾食物

4. "一低"之低钠

钠摄入过多，会改变血管的渗透压，导致血压升高，而钠盐的摄

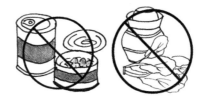

隐形盐分食物

入是引起高血压的主要原因。妊娠期高血压疾病的孕妇日常饮食要清淡，食盐摄入量每天控制在 6 克以下，同时，还要远离生活中的隐形盐分（隐形盐分食物参考第二篇"隐形盐"的摄入）。

（二）控制热能，体重增长要有数

肥胖的人群中高血压发病率高，且不利于控制血压。因此，患妊娠期高血压疾病的孕妇要控制热能，避免体重增长过快。孕中晚期，孕妇的体重增长要控制在每周 500 克以内。控制体重，就要减少脂肪和热量的摄入，建议少量多餐，少吃高碳水化合物和油炸类食品，烹饪时用植物油代替动物性脂肪，每天烹饪用油建议 20 克左右。

（三）均衡饮食，营养要全面

除了"三高一低"饮食原则外，保持均衡营养的饮食对于妊娠期高血压疾病的孕妇也有好处，蔬菜和水果有助于补充多种维生素和纤维素。建议每天摄入 500 克以上蔬菜和 250 克左右水果，蔬菜和水果种类要丰富，最好多种蔬菜、水果搭配着一起吃。此外，要尽量避免辛辣刺激的食物，如辣椒、芥末、咖啡或浓茶，以免诱发高血压。

六、妊娠期高血压疾病运动指导

（一）不做懒妈妈，动动更健康

虽然说妊娠期高血压疾病的孕妇要多休息，但绝对不是整天躺在床上休息，可以进行适当的运动。每天坚持适量的运动既能促进胎儿的发育，也能舒缓孕妇的肌肉和神经，有利于控制体重的增长、稳定血压。但当孕妇血压升高，或者出现了不适症状甚至并发症的话，不建议运动，应该在医生的指导下把血压降低，等血压平稳后再考虑适当的运动。

（二）控制时间，运动要有度

妊娠期高血压疾病的孕妇运动时间是受到一定限制的，一定要在医生的指导下，根据自身情况适量运动，循序渐进，并且要严格控制运动时间，一般以 20 ～ 30 分钟为宜，且运动量不能太大，以不引起身体劳累为准，一旦发现身体不适，应立即休息。

（三）带"球"跑？运动方式要慎重

妊娠期高血压疾病的孕妇运动不宜选择过于激烈和大幅度的运动方式，而是要选择温和的运动方式，如孕期瑜伽、散步、伸展运动等。运动时要注意血压的变化，运动后及时测量血压，如果血压正常，说明运动方式很适合。

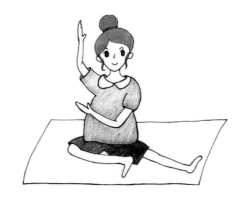

第四篇　儿童及青少年高血压家庭防治指导

一、认识儿童及青少年高血压

（一）善于"隐身"的高血压——儿童及青少年高血压

西安市儿童重症医学科（PICU）收治了 2 名高血压患儿，其中一名患儿血压高达 195/120mmHg，同时伴有肾功能异常，经过相关检查确诊为慢性肾衰竭（尿毒症）、肾性高血压，需要长期透析及口服降压药物治疗。另一名患儿血压更是达到了 200/120mmHg，经过积极治疗后，血压维持在130/80mmHg 左右。

1."折翼"的天使，隐形高血压

谈及高血压，很多人都觉得是中老年人才患有的慢性疾病，但是在实际生活中却有不少儿童及青少年早已患上了高血压！

根据《中国心血管健康与疾病报告 2020》，2015 年中国 7 ~ 17 岁儿童及青少年高血压患病率为 20.5%。从儿童期到成年期的血压追踪数据表明，儿童及青少年高血压存在"轨迹现象"，即原发性高血压的起病可追溯到儿童期，儿童期高血压与成年期高血压密切相关。儿童期高血压不仅增加日后成年期高血压合并症的罹患风险，还会直接造成动脉血管、心、脑及肾等靶器官的损害。

2. 揭开儿童和青少年高血压的神秘面纱

（1）儿童及青少年高血压的"庐山真面目"：儿童及青少年高血压指 18 岁以下儿童所发生的高血压，儿童高血压分为原发性和继发性高血压。儿童高血压以

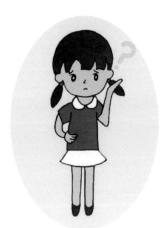

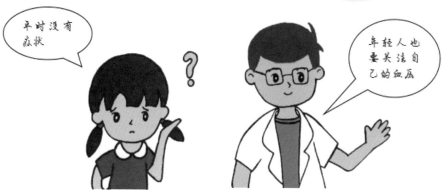

儿童高血压平常无明显症状

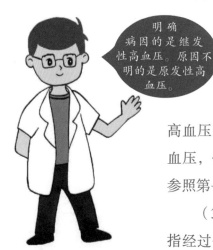

原发性高血压为主，多数表现为血压水平的轻度升高，通常没有不适感，无明显临床症状。除非定期体检时测量血压，否则不易被发现。

（2）原发性高血压：原发性高血压主要是指经过检查找不出病因的高血压，但并不代表没有原因。原因具体可参照第一篇"为什么会患上高血压"。

（3）继发性高血压：继发性高血压是指经过一系列检查后，可以找出病因的高

血压。常见引起继发性高血压的疾病有肾脏疾病、血管相关疾病、内分泌疾病、阻塞性睡眠呼吸暂停综合征、药物性高血压等。在积极治疗病因的基础上，有些继发性高血压可以恢复正常。

很多高血压儿童及青少年在出现高血压症状时，便认定自己是原发性高血压，自行在药店购药控制血压。殊不知如果是继发性高血压，即使吃再多降压药，病因不除，自然难以有效降低血压。所以在发现高血压后、用药治疗前要做好原发性和继发性的辨别。

（二）儿童及青少年高血压的特殊类型

1."害怕医生"的高血压——白大衣高血压

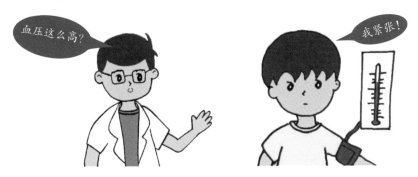

白大衣高血压

白大衣高血压指在医疗环境中血压高于正常值，而在医疗环境外血压又是处于正常范围。目前发病原因尚不明确，医学上认为这可能是由于患儿在医生诊室测量血压时精神紧张，导致心跳加快、外周血管收缩所致。

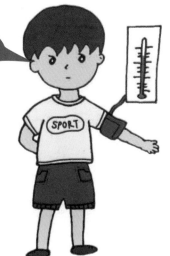

2.与"体态"有关的高血压——直立性高血压

直立性高血压是指个体在平卧位时血

压正常，而在站立位时血压增高，它是与体位变化有关的血压节律异常的一种疾病，与心血管病风险和靶器官损害的进展密切相关。儿童直立性高血压多见于年长儿，以持久站立或体位改变诱发，以晕厥、头晕、黑矇、恶心呕吐等为主要症状，严重影响患儿正常的学习和生活。

诊断小测试

直立试验：试验时儿童安静平卧10分钟，测量儿童基础心率、血压和常规心电图，然后使患儿处于站立位，站立10分钟内动态测量患儿的心率、血压和常规心电图，在此过程中若患儿出现阳性反应，则终止试验。其中以站立3分钟测量的血压为直立位血压。

直立试验阳性标准：平卧位时血压正常，在直立试验的3分钟内血压升高，如果收缩压升高≥20mmHg，为直立性高收缩压，舒张压升高≥10mmHg，为直立性高舒张压。

（三）儿童及青少年高血压高发的原因

1. "胖墩墩"

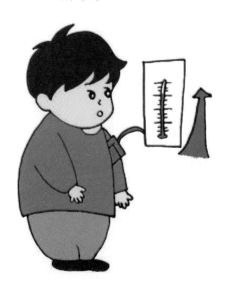

被爷爷奶奶外公外婆宠爱的"白白胖胖"的孩子，患上高血压的风险更高。洋快餐流行、车接车送，导致儿童及青少年热量摄入过高、运动量过少。据统计目前我国每11个青少年中，就有1个小胖墩，小胖墩的血压水平明显超过正常儿童，高血压的发生率为正常儿童的3倍。

2. "emo"（情绪化）了

升学、考试及竞争成为儿童及青少年必不可少的生活事件，他们难免出现不同程度的精神紧张，使交感神经活动增强，交感神经末梢所释放的神经介质去甲肾上腺素和肾上腺髓质分泌的肾上腺素量增加。在交感神经

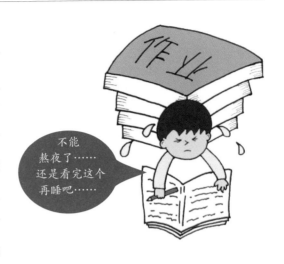

和肾上腺素的共同作用下，心脏收缩加强、加快，心排血量增多，身体大部分小血管收缩，外周阻力增大，导致血压升高。

3. 运动水平

研究指出，运动水平中度至剧烈的青少年其患高血压的风险较低，且普通学校和体育学校的学生，高血压患病率依次为 20% 和 6.3%。运动锻炼有助于改善儿童及青少年的代谢状况，降低患高血压的风险。

4. 家族遗传史

具体参见第一篇"高血压与遗传"。

5. 睡眠质量

随着智能手机的普及，手机"成瘾"问题司空见惯，手机成为不能离手的工具，熬夜刷剧、看小说、打游戏已经成为常态，这导致儿童及青少年的睡眠质量

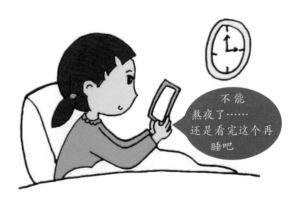

严重下降，致使大脑皮质兴奋和抑制过程失调，产生过多的肾上腺素

和去甲肾上腺素，体内的儿茶酚胺分泌增多，引起全身小动脉痉挛，使血管外周阻力加大，心脏负荷加重，从而引发高血压。

6.环境

随着工业化的进一步发展，汽车尾气、雾霾等因素的侵袭下，儿童及青少年长期暴露在周围细颗粒 $PM_{2.5}$ 和可吸入颗粒物 PM10 的环境中，其高血压患病率增高。德国的一项研究表明：环境的温度与儿童及青少年高血压相关，与夏季相比，儿童在冬季的收缩压和舒张压平均升高 4.45mmHg 和 2.42mmHg，同时铅、镉、汞和邻苯二甲酸盐对高血压的影响也较为突出。

二、儿童及青少年高血压监测要点

（一）儿童袖带选择因人而异

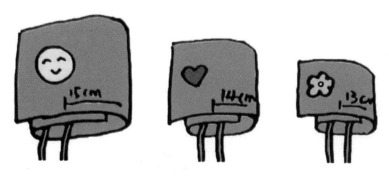

儿童及青少年血压袖带

儿童及青少年血压测量中选择合适尺寸的袖带对准确测量儿童血压至关重要，推荐的儿童血压计袖带的型号、对应的上臂围及儿童年龄范围对照见表4-1。

表 4-1　儿童血压计袖带型号、上臂围及年龄参照表

袖带型号	上臂围（厘米）	年龄段（岁）
SS	12 ~ 18	3 ~ 5
S	18 ~ 22	6 ~ 11
M	22 ~ 32	≥ 12
L	32 ~ 42	—
XL	42 ~ 50	—

儿童及青少年应常规测量右上臂肱动脉血压，对初次测量血压的儿童，应测量四肢血压以排除主动脉狭窄，同时需要测量不同体位（坐、卧、立）血压以发现体位性高血压。

（二）测量方法有讲究

1. 上肢血压测量法

具体参照第二篇"家庭测量血压的方法"。

2. 下肢血压测量法

下肢血压一般是测定腘动脉血压和踝动脉血压，需要使用下肢袖带，原则上测量下肢的血压袖带应比测量上肢的血压袖带宽 2 厘米，下肢血压测量时要求袖带至少覆盖小腿周长的 40%，长度至少达小腿周长的 80%。腘动脉血压测量时，保持袖带下缘距离腘窝 3 ~ 5 厘米，并且保证袖带标志线和腘动脉搏动部位对齐。踝动脉血压测量时，用血压袖带缠绕小腿下部，确保松紧适宜，同时保持袖带下缘距离内踝上缘 2 ~ 3 厘米，并且保证袖带标志线和足背动脉搏动部位对齐。

（三）评价标准有区别

儿童高血压的个体诊断需要根据连续三个时点的血压水平进行诊断，两个时点间隔 2 周以上，增加第一时点的血压测量次数，可大幅度降低假阳性，减少需要进入第二时点测量的负担，每个时点测量 3 次血压，计算后 2 次的均值或取最低读数作为该时点的血压水平。

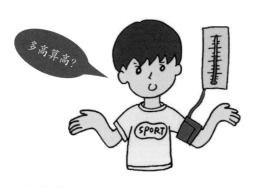

多高算高?

儿童及青少年高血压因为其年龄和自身的特殊性，其诊断标准并不同于成年人，国际上对于儿童及青少年高血压的诊断尚未有统一标准。

（1）通用标准：《中国高血压防治指南（2018 年修订版）》对于中国 3 ~ 17 岁儿童及青少年，制定出基于年龄、性别和身高百分位数的血压参照标准（详见附表）。根据不同年龄、身高水平对应的血压值，以此判定儿童血压水平，以收缩压和（或）舒张压≥第 95 百分位诊断为高血压，第 90 ~ 95 百分位或≥ 120/80 mmHg 为"正常高值血压"。然后进行高血压程度分级：① 1 级高血压：第 95 ~ 99 百分位 +5mmHg。② 2 级高血压：≥第 99 百分位 +5mmHg。

（2）简易标准：为方便临床医生的快速诊断，建议首先采用简化公式标准进行初步判断，其判定的结果与百分位法"表格标准"诊断儿童高血压的一致率接近 95%。简化公式标准为：

男童：收缩压 =100+2× 年龄（岁），舒张压 =65+ 年龄（岁）；

女童：收缩压 =100+1.5× 年龄（岁），舒张压 =65+ 年龄（岁）。

对简化公式标准筛查出的可疑高血压患儿，再进一步采用"表格标准"（详见附表）确定诊断。

（3）降压目标：收缩压和舒张压降低至＜ 90th（第 90 百分位）或＜ 130 / 80mmHg，以较低者为准。①对于原发性高血压儿童，应将血压降至 90th 以下。②患有 1 型或 2 型糖尿病的儿童及青少年，如果年龄≥ 13 岁，血压≥ 95th 或＞ 130 / 80mmHg，应予以治疗。③当合并肾脏疾病、出现靶器官损害时，应将血压降至 90th 以下，以减少对靶器官的损害。

三、儿童及青少年高血压危害

如果血压得不到有效控制，血压越高，对儿童及青少年的血管、大脑、肾脏和心脏的损害就越大，高血压堪称健康的"隐形杀手"。血压持续升高，逐渐发展就会导致肾、脑、心、眼发生器质性病变，致使身体各器官功能减退或丧失，病情严重的，不易治愈，久而久之便会产生严重后果。

（一）头晕脑胀

医生有话说：

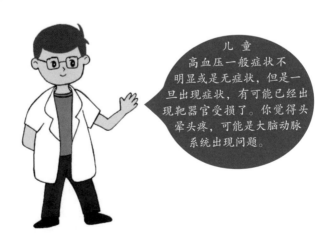

医生
叔叔，我就是平时感觉有点头晕或头疼，其他几乎没有什么症状。

儿童
高血压一般症状不明显或是无症状，但是一旦出现症状，有可能已经出现靶器官受损了。你觉得头晕头疼，可能是大脑动脉系统出现问题。

正常情况下，大脑动脉系统具有自动调节能力，协调大脑的血容量平衡，容忍小"失控"。但是血压突然升高到一定程度时，超过了大脑动脉系统自动调节的能力，那么就像气球吹到最大可能会爆炸一样，脑压超过那个"度"，就会出现严重"失控"。一旦"失控"，大脑动脉就会被动性扩张，血管内皮通透性增加。此外，大脑小动脉强烈痉挛，导致小动脉管壁缺血，小动脉通透性增加，血管"变薄"了，严重者可出现血管破裂，导致脑卒中，具体请参照第一篇"高血压与脑卒中"。如果患儿血压长期处于较高状态，可能导致患儿认知功能障碍。

（二）血管变样

正常的心脏血管它是可以扩张和收缩的，有着良好的弹性。高血压长期侵袭患儿的血管，一是会使血管的"弹力细胞"变成失去收缩

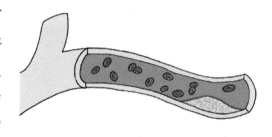

功能的"成纤维细胞"，这种细胞会分泌一些较硬的物质（胶原纤维）到血管壁，从而增加了血管的厚度和硬度。二是高血压会破坏血管的保护膜"内皮细胞"，脂质等成分黏附在血管壁上，造成血管里的"垃圾"堆积（内皮损伤——斑点——斑条——斑块——山丘），血管壁弹性变差。

随着脂质等"垃圾"在血管内皮的堆积、纤维组织增生及钙质沉积，动脉中膜逐渐蜕变和钙化，动脉壁增厚变硬了，管腔变狭窄了。动脉粥样硬化常累及大中动脉，动脉斑块不稳定的话，会引起斑块破裂，形成血栓，引起动脉阻塞，导致动脉所供区域的组织或器官缺血坏死。但是通常在动脉出现严重狭窄或突然阻塞前，不会出现症状，当供血不能满足组织需要时出现疼痛或痉挛，症状因动脉狭

窄部位不同而不同。

（三）视物不清

参见第一篇"高血压与眼病"。由于儿童及青少年眼睛的调节力较强，眼底检查时如不散大瞳孔，睫状肌的调节作用可使晶状体变凸，屈光力增强，造成眼球突出。

四、儿童及青少年高血压家庭用药指导

（一）何时启用药物治疗

1. 根据高血压指征决定是否用药

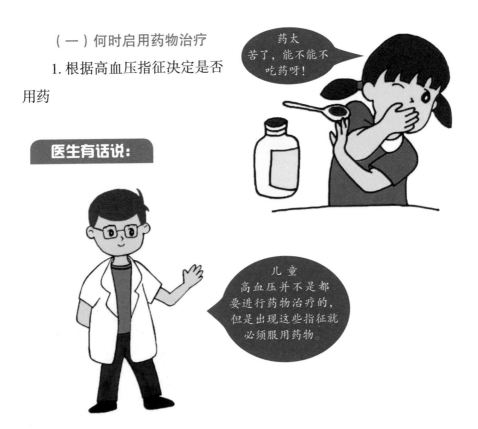

（1）服药指征面面观：2017年加拿大关于儿童高血压的指南建议，当高血压患者出现以下情况应该开始药物治疗：①症状性高血压（继发性高血压）。②高血压靶器官损伤。③2级高血压；血压≥90th且合并 1 型或 2 型糖尿病、慢性肾脏病或心力衰竭。④没有靶器官损害的 1 级高血压，经过≥ 6 个月的非药物性治疗后仍未改善。

（2）降压药物面面观：与成人降压药相比，目前儿童及青少年高血压获批的降压药品种有限，国内已获批的儿童降压药有 ACEI（卡托普利），CCB（氨氯地平），β 受体阻滞剂（普萘洛尔、阿替洛尔），利尿剂（氯噻酮、氢氯噻嗪、呋塞米、氨苯蝶啶）这 4 类药物。在儿童降压药使用之前，我们要仔细阅读药品说明书，有相关用药说明的可以采用，没有的则不推荐使用。

2. 根据病情决定用什么药

（1）降压总体目标："降压是硬道理"，降压有利于减少靶器官的损害、防止并发症的发生和降低心血管风险。对于原发性高血压且没有靶器官损害的儿童，其目标血压应控制在同性别、年龄、身高儿童血压第 95 百分位以下；伴并发症或有高血压靶器官损害的儿童，无论原发还是继发，其目标血压应控制在同性别、年龄、身高儿童血压的第 90 百分位以下。例如，一位 8 岁患有高血压的小男孩，身高为 130cm，目前没有靶器官损害，通过查附表可知，他的目标血压应控制在收缩压≤ 115mmHg，舒张压≤ 73mmHg。

（2）药物治疗

知多少：降压药的共同作用是降压，但是不同类别的降压药因降压机制不同而各有侧重点，这些侧重点正是医生为不同病情的患者选择不同降压药的依据。一般情况下，ACEI 或 ARB 是

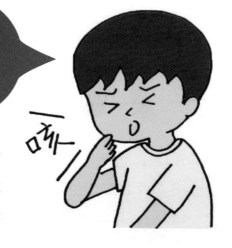

医生，我使用卡托普利这种药后出现严重干咳，能够换一种降压药吗？

儿童及青少年高血压患者的首选降压药，利尿剂常作为二线降压药或与其他药物联合使用。虽然 ACEI 或 ARB 是儿童及青少年高血压患者的一线降压药，但并不意味着任何儿童及青少年都可以使用该类降压药，对于高血压合并双侧肾动脉狭窄、高钾血症的患儿要禁用 ACEI 或 ARB。关于药物的禁忌证可以参照第二篇"治疗高血压的常见药物"。因此，降压药的选择是有讲究的，医生要根据患儿的病情特点以及合并的相关疾病科学而准确地选择降压药，才能做到精准施策出良方、对症下药降血压。

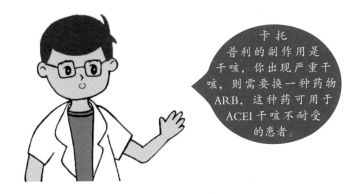

医生有话说：

卡托普利的副作用是干咳，你出现严重干咳，则需要换一种药物 ARB，这种药可用于 ACEI 干咳不耐受的患者。

（3）药物治疗方案：儿童高血压药物治疗的原则是单一用药、小剂量开始，即一旦选择了某种药物，儿童最开始服用的剂量是药品说明书上推荐的最小剂量，如果血压控制不当，则再适当增加剂量，直至血压降至目标血压或达到药品说明书上的最大剂量。但是我们要注意的是，如果儿童服用最大剂量的降压药后，仍不能成功达到目标血压，则建议换一种药物或者联合用药。用药期间，患儿家属要定期监测患儿的血压，做好记录，以便医生个体化调整治疗方案。

（二）吃了药就一劳永逸吗

1. 按时按量服药很重要

（1）"三天打鱼两天晒网"要不得：我们知道高血压患者需要按时服用药物，才能很好地控制血压。常言道，是药三分毒。很多家长担心孩子长期吃降压药对身体会有副作用，就想着血压正常的时候就

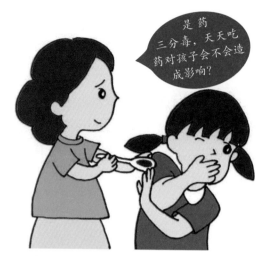

不吃，等到血压高的时候再吃，或者是吃一天停一天。其实这样想就错了，这是典型的因噎废食。对于高血压患儿来说，降压药不能说停就停，也不能想什么时候吃就什么时候吃。

医生有话说：

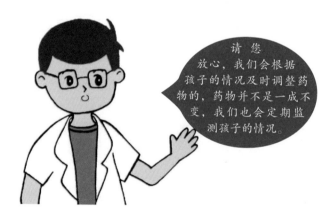

（2）一入"高血压门"，药物永相随：高血压需要科学规范的终身治疗。医生会根据每个患者的不同病情变化提出指导意见，患儿要提高依从性，千万不能"无知无畏""自作主张"，高血压是冠心病以及后期心力衰竭、心律失常、脑梗死的重要危险因素，一定要有警

惕性。

2. 服药后要监测血压

对于儿童及青少年高血压患者需要持续监测血压，才能做到"知己知彼，百战不殆"。血压监测具体参照第二篇"自我监测很重要"。

儿童及青少年高血压患者血压的长期监测

（1）对于高血压前期的儿童及青少年，应每6个月评估血压水平，以更好地监测血压并加强非药物治疗。

（2）高血压1级患者血压控制良好时，可每3～4个月评估血压水平。

（3）对于高血压2级患者，开始应每2～3周评估血压水平，当血压稳定后，可每3～4个月评估血压水平。

（4）动态血压监测可用于评估青少年高血压患者的疗效。

3. 生活习惯不能忘

高血压儿童及青少年应改善生活方式并贯穿始终。

①肥胖儿童应控制体重，在保证生长发育同时，延缓BMI上升趋势，降低身体脂肪含量。②增加有氧和抗阻力运动，减少静态活动时间。③调整膳食结构及品种多样化，控制总能量及脂肪供能比。④按照WHO针对儿童的建议标准，控制膳食盐和含糖饮料摄入，养成健康饮食习惯。⑤避免持续性精神紧张状态。⑥保证足够睡眠时间等。

多数儿童及青少年经过生活方式干预后，其血压可达到控制标准，但是万事贵在坚持，"锲而舍之，朽木不折；锲而不舍，金石可镂"，欲速则不达，唯有坚持不懈，方能稳住血压。

五、儿童及青少年高血压饮食指导

（一）家长如何为孩子搭配合理的饮食营养

《中国儿童平衡膳食算盘》共六层，以不同的颜色和从下向上逐层递减的算珠来区分食物类别，分别为谷薯类、蔬菜类、水果类、畜禽肉蛋水产品类、大豆坚果奶类、油盐类。

橘色是谷薯类，6颗算珠表示每日摄入此类物质是5～6份。一般

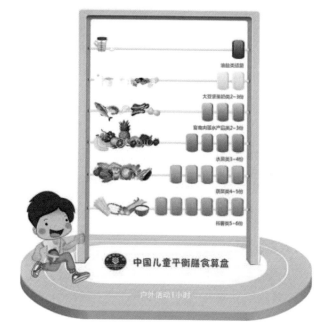

中国儿童平衡膳食算盘（中国儿童平衡膳食算盘 2016）

一份谷物生重约50～60克，一份熟米饭约110克，一份馒头约80克。

绿色是蔬菜类，5颗算珠表示每日摄入蔬菜4～5份，一份蔬菜约100克。

蓝色是水果类，4颗算珠表示每日摄入水果3～4份。一般一份水果约为半个中等大小的苹果或者梨，香蕉、枣等含糖量高的水果，一份重量可以较低。瓜类水果水分含量高，一份重量可以多一点。

紫色是畜禽肉蛋水产类，3颗算珠表示每日摄入动物性食品2～3份。一份肉为50克，相当于普通成年人的手掌心（不包括手指）的大

小及厚度，鱼段（65克）比鱼肉的量多一些，约占整个手掌；虾贝类脂肪较少，一份85克。

黄色是大豆坚果奶类，2颗算珠表示每日摄入大豆、坚果和奶制品2~3份。一份大豆相当于一个成年女性的单手能捧起的量，约等同于半小碗的豆干丁或两杯（约400毫升）豆浆的量。牛奶一份约300毫升。

红色是油盐类，1颗算珠表示每日摄入油盐量。一份油约为家用一瓷勺的量。盐摄入量每天要少于6克。

（二）在学校要这样吃

1. 鱼肉蛋奶鲜排骨，优质蛋白补一补

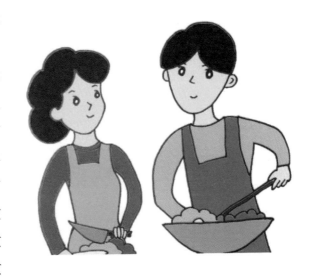

鱼、蛋、奶、肉类味道鲜美，容易饱腹且有营养，其蛋白质、矿物质、维生素等含量丰富，优质蛋白质可以有效预防高血压。蛋白质是生命活动的重要物质基础，食用优质蛋白质可以促进钠的排出，保护血管壁；蛋白质摄入不足，影响血管的代谢，加速高血压和动脉硬化的形成。多摄入优质蛋白质，可降低高血压的发病率，因此儿童及青少年要多吃牛奶、鱼类、鸡蛋清、瘦肉、豆制品等富含蛋白质的食物。

中国营养学会为2岁及以上儿童及青少年推荐的膳食蛋白质摄入量，见表4-2。

表 4-2　儿童及青少年推荐的膳食蛋白质摄入量（克／天）

年龄／岁	2 ~	3 ~	4 ~	5 ~	6 ~	7 ~	8 ~	10 ~	11 ~	14 ~ 17
男	40	45	50	55	55	60	65	70	75	85
女	40	45	50	55	55	60	65	65	75	80

2.芹菜玉米绿叶菜，钙铁锌硒纤维素

《中国居民膳食指南（2016）》推荐 6 ~ 17 岁儿童及青少年，每天应摄入 300 ~ 500 克蔬菜，深色蔬菜占 1/2。芹菜含有丰富的维生素、芹菜素和磷、铁、钙等矿物质，还含有蛋白质、甘露醇和膳食纤维等成分，具有舒张血管、降血压、预防动脉粥样硬化等作用。

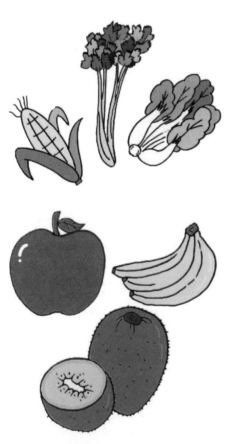

防治高血压的水果

玉米富含水溶性食物纤维，是降血压的得力助手。绿叶菜能够为膳食提供大量的钾、钙、镁元素，它们均能在一定程度上对抗钠离子导致的血压上升，对预防和控制高血压有很好的作用。因此，要想血压过得去，就得生活带点"绿"。但是我们要注意的是仅仅靠吃蔬菜降血压并不靠谱，蔬菜只是起到调控血压的作用，而并非能够治愈高血压。

3. 香蕉苹果猕猴桃，香甜开胃又健脾

《中国居民膳食指南（2016）》推荐 6 ~ 17 岁儿童及青少年，每天摄入 150 ~ 300

克新鲜水果，果汁不能代替鲜果。研究发现，每天每增加 1 份水果和蔬菜（1 份水果 80 克，1 份蔬菜为 77 克）可降低 4% 的心血管病死亡率。针对高血压患儿，苹果、香蕉、猕猴桃这 3 种水果可以防治高血压，是个不错的选择。

苹果富含很多苹果酸、钾元素、纤维素等，可以抑制血液里过多胆固醇的生成，使血液中糖分减少；香蕉中含有大量的钾离子，钾离子可以降低体内血液中的钠离子浓度，从而达到降低血压的效果；猕猴桃不仅有利水清热、活血化瘀的功效，而且还有降低胆固醇和血压的功效。

（三）这些东西要少吃或不吃

儿童和青少年对食物越来越"挑剔"，将父母推荐的蔬菜水果、虾鱼肉等营养食品"拒之门外"，却偏爱一些"垃圾食品"和重口味食物，存在油盐过度消费、膳食结构不合理的问题。

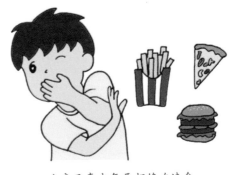

儿童及青少年要拒绝吃速食

1. 油炸食品要拒绝

高血脂和高血压互为因果、互相影响，血脂升高也不利于控制血压。而油炸食品是导致血压升高的"加速器"，油炸食品在日常饮食中非常多见。一些常见的菜肴其实都经过了油炸，比如：锅包肉、糖醋排骨、春卷、麻团等。如果我们经常摄入油炸食品，会导致血液中低密度脂蛋白胆固醇、甘油三酯等升高，容易造成血液黏稠，血脂偏高，脂质在血管内堆积，合成血栓速度加快，堵塞血管，加剧高血压的进程。

2. 方便速食不贪吃

速食食品不仅高热量、高脂肪、高钠，而且矿物质、维生素和膳食纤维含量也是极低的。这些东西在加工的时候，一般会加入很多的食盐进行提味，并且脂肪和热量也特别高，所以如果经常吃这样的速食食品，容易引起高血脂，加重血管的负担，进而诱发高血压。

速食家族三大成员

（1）快餐食品：指预先做好的能够迅速提供顾客食用的饭食。如汉堡、披萨、盒饭等。

（2）方便食品：指部分或完全加工成熟、食用前只需稍微处理或完全不处理即可食用的食品。如快速米饭、方便面、冷冻饺子、罐头食品等。

（3）休闲食品：常指传统意义上的零食类速食食品。如膨化类、果仁类等。

3.腌制罐头少吃点

中国自古以来就有吃腌制食品的习惯，把肉、蔬菜、鸡蛋放盐进行腌制，像咸鸭蛋、咸鱼、咸菜等，在腌制的时候会使用大量的盐就会变成另一种美味，同时还易于保存。如果经常吃腌制食品，就会使血压升高，高血压患者若经常吃，就不利于使血压保持稳定。

六、儿童及青少年高血压运动指导

不少高血压患者一旦确诊就成了运动"绝缘体"，生怕一锻炼血压就升高。然而，国际高血压联盟发布的《高血压防治指南》明确指出，除了药物治疗以外，规律运动是重要的降压措施。

（一）个性化运动"处方"

美国儿科学会于2017年发布了新版《儿童血压诊断标准》推荐每

周进行至少 3 ~ 5 天（每次 30 ~ 60 分钟）中度到剧烈的体育运动。但高血压 2 级的儿童及青少年应暂时禁止参加高强度运动。2021 年 3 月，欧洲心脏病预防协会（EAPC）和欧洲心脏病学会（ESC）高血压理事会发表了有关预防和治疗高血压的个性化运动处方的共识，认为对于高血压患者，运动降压确实有效，并提出根据血压水平，选择不同的运动方式降压。

1. 学龄前儿童

多个国家的儿童身体活动指南中均建议学龄前儿童每日身体活动总时间至少 180 分钟，其中中等及以上强度的运动应累计不少于 60 分钟。但应注意，推荐中的"180 分钟、60 分钟"都是全天的累计量，并不要求一次性完成，要注意循序渐进。针对学龄前儿童在日常活动、玩耍游戏和体育运动中的运动类型进行了推荐，见表 4-3，并鼓励儿童游戏，以达到全天处于活跃状态。

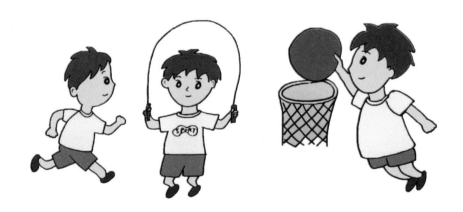

表 4-3　学龄前儿童运动类型推荐表

类型	举例
日常活动	1. 日常生活技能（用筷子吃饭、系鞋带、穿衣服等） 2. 家务劳动（洗小件物品、擦桌子、扫地、整理玩具等） 3. 积极的交通方式（步行、上下楼梯、骑车等）
玩耍游戏	1. 以发展基本动作技能为目标的游戏： 　（1）移动类游戏：障碍跑、跳房子、跳绳、骑脚踏车等 　（2）控制类游戏：金鸡独立、过独木桥、前滚翻、侧手翻等 　（3）物体控制类游戏：推小车、扔沙包、放风筝、踢毽子等 　（4）肢体精细控制类游戏：串珠子、捏橡皮泥、折纸、搭积木等 2. 以发展重要身体素质为目标的游戏： 　（1）灵敏：老鹰捉小鸡、抓人游戏、丢手绢等 　（2）平衡：过独木桥、金鸡独立、秋千、蹦床等 　（3）协调：攀爬（攀岩墙、攀爬架等）、小动物爬行（熊爬、猩猩爬等）
体育运动	游泳、体操、足球、篮球、跆拳道、武术、乒乓球、滑冰等

2. 6 ~ 17 岁儿童及青少年

儿童及青少年学业压力大，往往存在锻炼和学习时间的冲突，为了有效避免这种冲突，这边推荐一种新型的运动——高强度间歇训练，即短时间高强度运动与缓解期或低强度运动交替进行的一种运动方式。国内外多名学者已证实，高强度间歇训练可降低青少年高血压患者的总外周阻力，改善血管内皮功能，降低收缩压和舒张压。近年多项高强度间歇训练方式可见表 4-4。

表 4-4　儿童及青少年高血压患者高强度间歇训练的运动处方

运动类型	运动期	间歇期	持续时间	运动频率
跑步机	强度：80% ~ 100% VO_2max 时间：30 秒	强度：10% ~ 20% VO_2max 时间：30 秒	27 分钟	3 次 / 周
跑步机	强度：90% VO_2max 时间：30 秒	强度：65% VO_2max 时间：2 分钟	45 分钟	2 次 / 周
游泳	强度：全力自由泳 时间：6 ~ 10 秒	休息：2 分钟	15 ~ 20 分钟	3 次 / 周
跑步机	强度：90% ~ 95% VO_2max 时间：4 分钟	强度：10% ~ 20% VO_2max 时间：3 分钟	38 分钟	3 次 / 周

注：VO_2max 为最大摄氧量，即人体进行最大强度的运动所能摄入的氧气含量。

（二）上体育课的注意事项

体育活动包括三个阶段：

① 5 ～ 10 分钟的轻度热身活动。② 20 ～ 30 分钟的耐力活动或有氧运动。③ 5 分钟左右的放松活动，逐渐减少用力，使心脑血管系统的反应和身体产热功能逐渐稳定下来。

1. 准备运动要做好

准备活动之前，肌肉处于紧张、僵硬、收缩的状态，就像是还在沉睡中一样，不适合立刻进入运动状态。准备活动可以有效将身体"唤醒"，使机体以饱满的"情绪"进入运动状态。

热身最基本的方法是：自己数拍子，按照拍子的节奏旋转自己的手腕、脚腕、膝盖、肩部、腰部等部位，还可以适当地慢跑 10 分钟，把自己的身体充分地活动开，微微感觉到有点热或有点汗就可以了。这样做的目的主要是把关节、肌肉和韧带活动开，只有如此才能避免自己在运动中受伤。

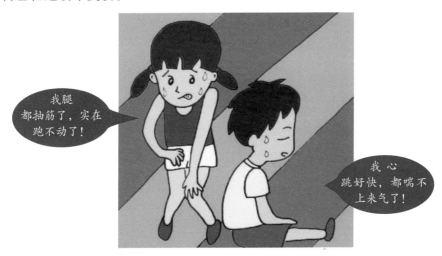

2. 脉搏监测很重要

我们每个人身上都带着一个测定运动强度的好帮手，那就是自己的脉搏，正常人的脉搏和心率是一致的。运动结束即刻计数 10 秒钟桡

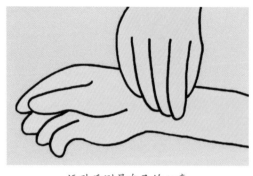
运动后测量自己的心率

动脉或颈动脉脉搏，乘以 6 换算成每分钟心率，即为负荷后即刻心率。您可以通过下面的公式计算最大心率百分比估计自己是否达到了中等强度运动。

最大心率百分比 = 负荷后即刻心率 / ［220 － 年龄（岁）］ × 100%

3. 出现以下症状不宜上体育课

（1）头晕或头痛：部分高血压儿童及青少年在运动过程中，可能出现头晕或头痛等症状，原因可能是①一般是由于机体器官的功能水平不能适应激烈运动时的反应。②呼吸节律不好，使体内出现氧不足。③病后过早参加激烈运动。④疲劳后参加运动。⑤睡眠不足情况下参加运动或比赛等几种情况，都可引起头晕、头痛等症状。

（2）呼吸急促：经常锻炼的人，在运动时呼吸能够更好地控制；而不怎么锻炼的人，呼吸则会变得难以控制，显得很急促。其主要原因是，肺部二氧化碳大量增加，身体急于将这些多余的二氧化碳排出体外，于是呼吸就变得重且急促起来。在运动过程中出现呼吸急促，发展到呼吸困难，就说明机体出现缺氧情况，对儿童及青少年高血压患者来说，缺氧会导致血压进一步升高，严重可能出现脑卒中、心肌梗死等意外发生。

（三）课外如何科学合理运动

1. 有氧、无氧运动双管齐下

有氧运动是增强人体吸入与使用氧气的耐久运动，具体参见第二篇"选择适合的运动方式"。无氧运动是人体肌肉在无氧供能代谢状态下进行的运动，可以锻炼肌肉力量，提高肺活量。有氧运动和无氧

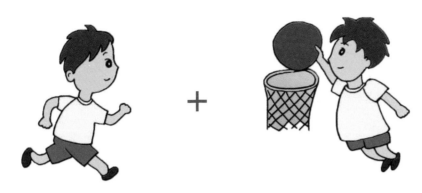

有氧运动和无氧运动

运动并不是相互对立的，而是相辅相成的，想要运动降压效果好，有氧和无氧二者要兼顾。两种运动可以安排在同一天进行，也可以分开进行，但是总体遵循着"轻度有氧热身 – 无氧训练 – 有氧训练"的运动顺序。

2.最佳运动时间

通常情况下不管是正常血压的人还是高血压患者，人体的血压都有一定的生物性波动，即血压的波动呈现典型的"双峰一谷"的情况，具体请参见第二篇"测血压的'四定'法则——定时间"。高血压患者应尽量避免在"双峰"时进行运动，运动可导致心跳加快，血压进一步升高，反而造成不必要的风险。有高血压的儿童和青少年实际上在下午 4 点锻炼最适合。但受到上课时间的限制，一般无法在下午 4 点开展锻炼，所以推荐锻炼的最佳时间为饭后 1 个小时。

第五篇 中年人高血压家庭防治指导

一、中年人的"无声杀手"——高血压

（一）高血压病发展重要阶段——中年人高血压

中年人患高血压病极为常见，以 30 ~ 60 岁发病多见，高血压初诊年龄高峰为 40 ~ 49 岁。中年期是高血压发病的主要阶段，包括儿童及青年期已存在到中年期才被发现的高血压，也包括由于中年人工作繁忙，工作和家庭双重压力作用下而新发的高血压。

（二）中年人的典型舒张期高血压

中年高血压病初期以单纯舒张压升高为主要表现，40 岁以下的青中年高血压占 60%，40 ~ 49 岁者占 35%，小于 60 岁的中年高血压病病人有 50% 以上为舒张期高血压，表现为收缩压正常，舒张压大于 90mmHg，甚至出现收缩压 120 ~ 130mmHg，舒张压 110 ~ 120mmHg，脉压差小的现象，可表现为头晕、头胀及精神不振。

某部门主管：我不吸烟、不喝酒、还偶尔锻炼身体，父母也没有高血压，我怎么就得了高血压了呢？

（三）高血压青睐什么样的中年人群

1. 精神长期处于紧张状态，工作压力大的脑力工作者是高血压的危险人群。中年人是社会的中坚力量，是业务、技术骨干，是社会的台柱子；中年人上要照顾老人，下要抚育子女，是家庭的顶梁柱，因此他们在社会和家庭都承担承上启下的角色，还要在上下级、同事、姻亲、家庭等纵横交错的人际关系中角逐。他们承受的各种压力较大，工作、生活节奏也较快。交感神经经常处于过度激活状态，使得心跳增快，周围血管收缩，血压升高，脾气急躁，血压及心率波动较大。

医生有话说：

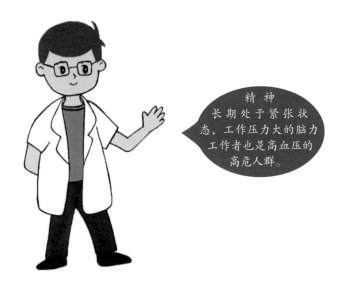

精神长期处于紧张状态，工作压力大的脑力工作者也是高血压的高危人群。

2. 遗传家族史

详见第一篇"高血压与遗传"。

3. 摄盐过多

详见第一篇"高血压与食盐"。

4. 生活方式

详见第一篇"高血压与不良生活方式"。

二、中年人高血压监测要点

（一）是否出现"晨峰"现象

我们把高血压病患者凌晨血压急剧上升的现象称作原发性高血压晨峰，不少研究表明，高血压的晨峰现象，与心脑血管疾病的发病率相关，且独立于24小时的平均血压水平，与冠心病、心肌缺血事件关系密切，是心血管事件和死亡的独立预测因子。可采用无创性便携式动态血压监测仪进行24小时动态血压监测来发现是否存在晨峰现象。

（二）是否存在昼夜节律

正常人及多数高血压患者的血压都有昼夜波动规律，具体参见第二篇"测血压的四定法则"。人体血压的昼夜节律现象有重要临床意义。无论病人血压的平均水平如何，夜间血压下降幅度减小或无明显下降者发生心脑血管并发症的可能性显著增加。夜间／日间收缩压比值越高，发生心血管事件的危险性越大，且这种相关关系独立于血压的平均水平之外。

高血压昼夜节律分型

杓型高血压：昼夜节律明显，昼高夜低，夜间血压下降率＞10%。

非杓型高血压：夜间血压下降率＜10%而白天高于20%，对靶器官损害更严重。

反杓型高血压：昼夜节律减弱、消失或逆转，呈现出夜间血压持续性高位。

深杓型高血压：血压变化随时间呈现出的曲线似杓型，且峰值和谷底要比杓型的更为突出明显。

非杓型高血压的病人发生靶器官损害（如左心室肥厚、心肌梗死、心脏重构、脑卒中、肾衰竭等）的危险性显著增加。中年病人非杓型血压形态者多见。所以，对于中年高血压病病人，除了诊室血压和家庭自测血压的监测以外，有必要行 24 小时动态血压监测，以尽早发现非杓型血压形态，针对性选择服用降压药的时间，比如下午服用降压药，在平稳降低 24 小时总体血压的同时，降低夜间血压水平，恢复"双峰一谷"的血压昼夜节律变化，以达到保护靶器官，预防心脑血管事件的目标。

（三）是否存在大血管病变

1. 血管内膜变厚了

高血压在心血管危险事件的发生发展中起着重要作用，长期的高血压作用使动脉血管内膜损伤，是形成粥样斑块的病理基础，已成为心血管事件的独立危险因素。颈动脉作为大血管的一个窗口，可采用超声或经颅多普勒超声对其病变进行早期定性和定量诊断。

2. 大动脉硬化了、变窄了

动脉粥样硬化是指动脉变硬、失去弹性和管腔狭窄或扩张的全身性疾病，具体参照第四篇"血管变样了"。中年高血压患者是大动脉硬化、狭窄的高危人群，需重点监测。

（四）是否存在小动脉病损

眼底检查是高血压病最常用的检诊方法之一，主要目的是了解小动脉病损情况，以便对高血压病患者分级。例如视网膜小动脉普遍或局部狭窄表示小动脉中度受损；视网膜出血或渗血，或发生视神经盘水肿如出现短暂性视物模糊或发灰暗感，一过性闪光幻觉、视力下降等，表示血管损伤程度严重。总之，高血压视网膜病变能反映高血压病的严重程度及外周小血管病变的损伤程度，眼底检查对临床诊断、治疗及估计预后帮助很大。

三、中年人高血压危害

（一）"心好累"

1."左心胖了"

长期的血压升高是动脉血管紧缩所造成的，血管的内径缩小、弹性减退，心脏要花上比正常多几倍的力量才能将血液输送到必须要到达的部位。心脏过度劳累，会使心肌细胞增大增粗，加厚了的心脏肌肉又会进一步增加心脏的负担。心脏通向全身的血管最后出口处是左心室，左心室承受的压力最大，所以影响心脏结构变化的主要表现就是左心室肥厚。

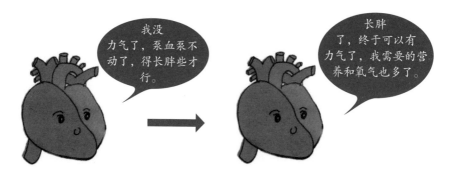

2."心好痛"

血压变化还可以引起心肌供氧量和需氧量之间的平衡失调。当患者的血压持续升高时，心肌耗氧量随之增加，此时患者如果合并有冠状动脉粥样硬化，冠状动脉的血流储备功能就会降低，导致心肌供氧减少，出现心绞痛。

3."心塞了"

随着病情的发展，流向心脏的氧气和营养成分也越来越不足，导致心肌营养障碍，容易发生心肌梗死。

（二）"脑"中风

1. 脑出血

多发生在情绪激动、过量饮酒、过度劳累后，因血压突然升高导致脑血管破裂。随着高血压疾病发展，动脉粥样硬化的程度加深，当达到一定程度时，如果遇到一些诸如激动、气愤、剧烈运动等，使血压短时间内急骤升高，脑血管容易破裂出血，血液便溢入血管周围的脑组织。

2. 脑梗死

脑梗死的病因一是由于动脉粥样硬化发展而来即脑血栓；二是心脏病的栓子脱落引起，即脑栓塞。脑血栓与脑栓塞发病率 8 ：1。①由于脑小动脉硬化和脑动脉粥样硬化，在脑血管壁局部病变的基础上诱发病变血管壁局部形成血栓，堵塞管腔，当管腔狭窄达到 80% 以上，又没有形成足够的侧支循环，导致脑局部血液供应障碍。②心房颤动是高血压患者常见的一种心律失常，心房颤动易在左心房形成血栓，血栓脱落，随血液流动，阻塞血管，如果阻塞脑动脉则引起脑栓塞。

（三）"肾"损伤

参见第一篇"高血压肾病"。

（四）"眼"病变

视网膜病变的程度与舒张压水平呈正相关。当舒张压 > 130mmHg 时，则 100% 的患者有眼底改变。眼底正常的高血压患者几乎无心肾等重要器官的损害，眼底病变可在一定程度上反映心肾损害。视网膜病变详见第一篇"高血压眼病"。

（五）认识高血压的姊妹病

1. 糖尿病

参见第一篇"高血压与糖尿病"。

2.高脂血症

高血压与高脂血症常常同时发生，并引发多种心脑血管疾病，高脂血症会加大高血压的危险程度，同时患有高脂血症的高血压患者，其心脑血管疾病发病概率要远远高于非高脂血症患者。高血压患者血管内壁往往会受到损伤，当患者同时患有高脂血症时，就会使血管中的低密度脂蛋白、胆固醇等脂肪成分沉积，积聚在受损的血管壁上，并形成斑块。当斑块越来越多时，就会使血管管腔变得狭窄，如果斑块从管壁脱落，就可能会使血管发生堵塞。高脂血症会使患者的动脉硬化加速，血管逐渐失去弹性，血流速度变慢，甚至引发血栓，造成心肌梗死、脑梗死等，使高血压进一步恶化。

四、中年人高血压家庭用药指导

（一）"凭症状"用药要不得

48岁的王先生刚诊断高血压2个月，经过为期一个月正规治疗，血压控制在130～135mmHg/80～85mmHg，头晕头痛症状得到极大缓解，继续吃药一个月后，血压平稳，症状消失，王先生觉得吃药过于麻烦，且自己已经"痊愈"就自行停止用药。2个月后王先生在跟同事打麻将时突然倒地，不省人事。经医院诊断为"脑血管意外——脑出血"。

1.高血压用药坚持"三心"

（1）"决心"：高血压经生活方式调整无法将血压控制在达标水平时，需要服用降压药辅助达到降压目标，中年高血压患者应下定"决心"，告诉自己"为了健康，我必须得服药了"。

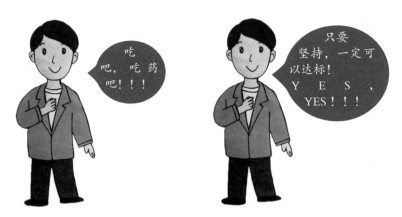

（2）"信心"：中年高血压患者要树立"高血压通过服药可以控制"的信心，当服药后血压控制不理想时不要失掉信心，可寻求医生帮助，调整用药。告诉自己"我相信只要我坚持按照医嘱服药，血压一定可以控制在达标水平"。

降压目标有差异

※ 普通高血压患者：< 140/90mmHg

※ 合并糖尿病，蛋白尿：< 130/80mmHg

※ 合并冠心病：< 140/90mmHg，能耐受患者可 < 130/80mmHg

※ 合并心力衰竭：< 130/80mmHg

※ 妊娠高血压：< 150/100mmHg

※ 稳定期脑卒中：< 140/90mmHg

※ 急性脑出血：160/90mmHg

※ 儿童青少年：降至 P95 以下；当合并肾脏疾病、糖尿病或出现靶器官损害时，应将血压降至 P90 以下

（3）"恒心"：高血压是慢性疾病，需要长期服药将血压控制在稳定的范围内，中年高血压患者，要有恒心才能保证按时按量服药来

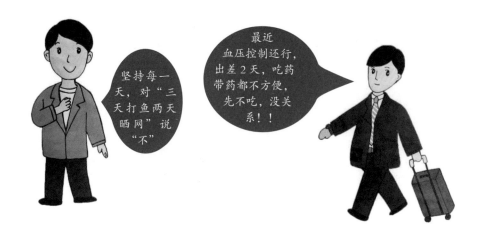

维持血压稳定,减少血压骤升骤降给各大器官带来的损害。告诉自己"只有坚持服药,血压才能保持平稳。"

2. 以下服药方式要不得

(1)间断服降压药:中年人常因工作繁忙,或出差在外忘记带药等原因不能按时服药,根据血压高低服药,血压高就多服药,血压不高就不服药,间断服药使血压忽高忽低,血压不稳定,从而对心、脑、肾等重要脏器造成损害。

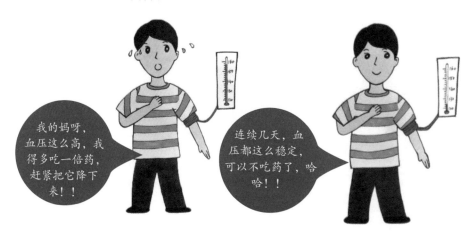

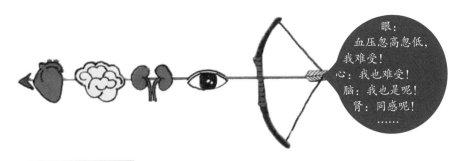

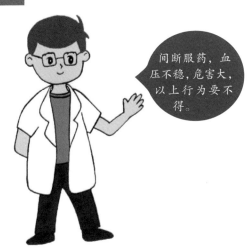

（2）无症状不服药：一般来说，大约有50%早期高血压患者完全没有任何症状，无症状高血压患者多提示血压升高缓慢而持久，患者对血压升高已不敏感，容易使人忽视高血压可能带来的危害，无症状并不代表高血压对靶器官无损害。长期高血压患者由于对高血压产生了"适应"，即使血压明显升高，仍感觉不到任何不适。

医生有话说:

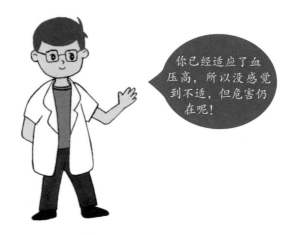

你已经适应了血压高，所以没感觉到不适，但危害仍在呢!

（3）降压药"换着吃"：降压药是通过多次门诊观察，根据患者病情摸索出的适合剂量，如果疗效满意，又没有明显的不良反应，就不应该经常调换。当病情的变化或者是环境因素的影响导致血压控制不稳时，应根据血压水平，在医生指导下调整降压药的品种和剂量。如果出现了明显的不良反应或者不能耐受，那就应该在医生的指导下换用另一种降压药。

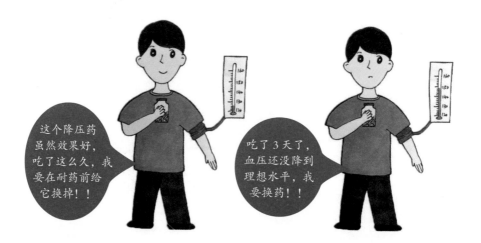

这个降压药虽然效果好，吃了这么久，我要在耐药前给它换掉!!

吃了3天了，血压还没降到理想水平，我要换药!!

医生有话说：

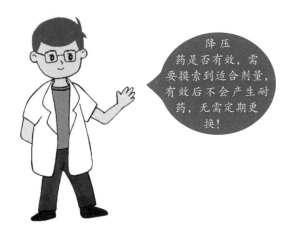

降压药是否有效，需要摸索到适合剂量，有效后不会产生耐药，无需定期更换！

（二）用药需"量体裁衣"

德国哲学家莱布尼茨说："凡物莫不相异"，世界上没有两片相同的树叶，每一个人或每一事物都是不同的，世界上万物各不相同。虽然同是高血压患者，但年龄不同、基础疾病不同、血压级别不同、饮食及运动习惯不同、并发症不同，用药也需"量体裁衣"，突出个性化治疗方案。

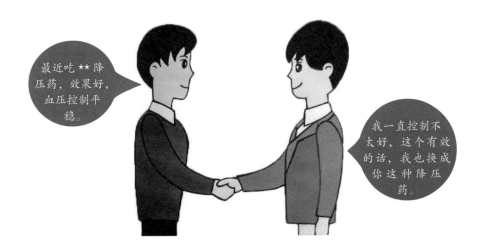

最近吃★★降压药，效果好，血压控制平稳。

我一直控制不太好，这个有效的话，我也换成你这种降压药。

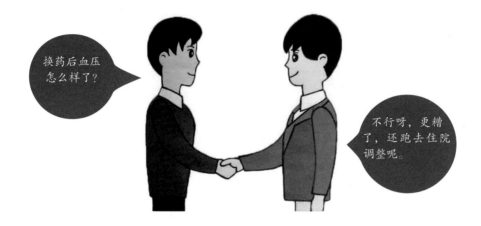

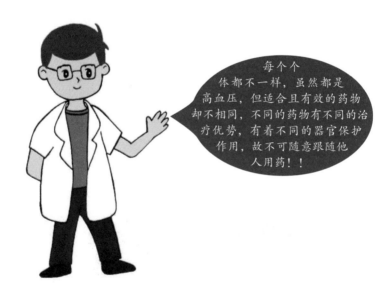

（1）合并有脑血管病患者用药：可选用 ARB（血管紧张素受体拮抗剂）、长效钙拮抗剂、ACEI（血管紧张素转换酶抑制剂）或利尿剂；单药小剂量开始，逐步递增剂量或联用。

（2）合并有冠心病患者用药：合并稳定型心绞痛应选用 β 受体阻制剂和长效钙拮抗剂；发生过心肌梗死的患者应选用 ACEI 和 β 受体阻制剂，以防心室重构；选用长效制剂，减少血压波动。

（3）合并有心力衰竭患者用药：合并无症状左室功能不全应选用 ACEI 和 β 受体阻制剂，并从小剂量开始；有症状的心力衰竭，应采取 ACEI 或 ARB、利尿剂、β 受体阻制剂联合治疗。

（4）合并慢性肾衰竭患者用药：通常需要 3 种或 3 种以上降压药物联用方能达到目标水平；ACEI 或 ARB 在早、中期能延缓肾功能恶化，但低血容量或病情晚期反而使肾功能恶化。

（5）合并糖尿病患者用药：通常在改善生活行为基础上需用 2 种降压药物合用。

（三）用药时间有讲究

用药时间的选择既要根据血压"峰谷"情况，也要根据所选用药物的起效时间及维持时间来确定降压药的使用时间，中年高血压患者由于工作繁忙，压力大，经常会因为忘记服药而导致被动停药，所以，应选择长效降压药提高服药依从性。

1. 短效降压药

起效快，维持作用时间不长，使用次数多，会降低患者服药依从性，可作为血压突然升高时的急救药。

2. 中效降压药（控释片）

维持有效血药浓度 10 ～ 12 小时，每天可服用 2 次，并根据"双峰一谷"特点选择 07：00 服用一次，14：00 点服用一次，使得药物作用时间与血压峰值相一致，同时又避开了与 02：00 ～ 03：00 血压最低谷时段重叠，达到保持血压平稳的目的。

3. 长效降压药

降压效果能维持 ≥ 24 小时，每天起床时服用一次即可，清晨起床时是高血压患者易发生各种心脑血管病的高峰期，此时服用可使血药浓度与血压峰值出现时间趋于一致，降低心脑血管病罹患风险。

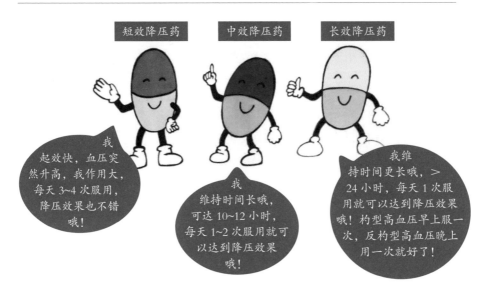

4. 非杓型高血压用药时间

有 10% ~ 20% 的中、青年人表现出夜间血压不降低或反而升高，使得心脑血管长期处于过度负荷状态，在夜间不服药就不能有效地控制血压，增加心、脑、肾等靶器官的损害。

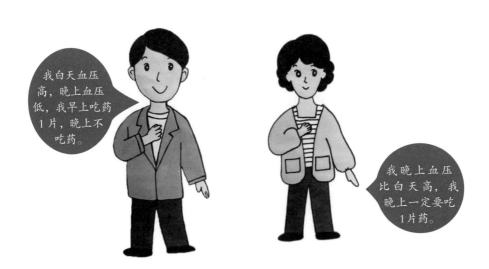

医生有话说：

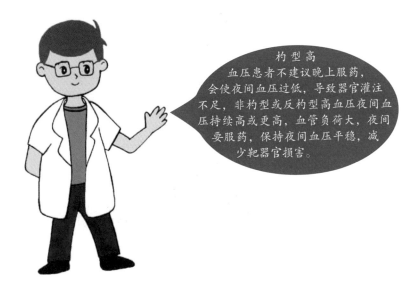

杓型高血压患者不建议晚上服药，会使夜间血压过低，导致器官灌注不足，非杓型或反杓型高血压夜间血压持续高或更高，血管负荷大，夜间要服药，保持夜间血压平稳，减少靶器官损害。

（四）擅自停药、减量要不得

高血压病人的服药是终身的，降压药的减量及停药需要在医生指导下完成，自己随意停药或减量导致血压波动对健康的危害比降压药的副作用要大得多，如增加了高血压危象、脑血管病、心肌梗死及心力衰竭发生的危险。因为停用降压药几天或几周后，一旦降压药在体内完全代谢，降压作用消失，血压将会恢复到原先的高血压水平状态。

经过一个月治疗，我血压都在正常范围，我的高血压治好了，终于不要吃药了。

医生有话说：

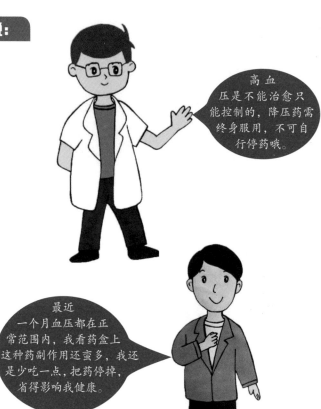

高血压是不能治愈只能控制的，降压药需终身服用，不可自行停药哦。

最近一个月血压都在正常范围内，我看药盒上这种药副作用还蛮多，我还是少吃一点，把药停掉，省得影响我健康。

医生有话说：

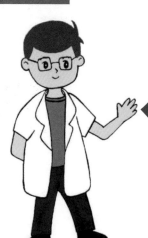

降压药能将您血压控制在正常范围，且无自身不适，就说明医生充分衡量了用药的利弊关系，坚持服药才是对心、脑、肾等重要脏器的保护。停药或减量均需在医生指导下进行！！

（五）关键时刻要调药

血压受诸多因素影响，如饮食起居、工作环境、人际交往及气候变化等都可能影响血压，血压发生变化，药物就要做出调整，以避免高血压并发症的发生。

1. 关键时刻之季节变换

高血压病人的血压冬季最高，夏季次之，春秋两季最低，高血压病人在季节变换之初应注意监测血压，根据血压情况，在医生指导下调整降压药种类或剂量，以达到一年四季平稳降压的目标。

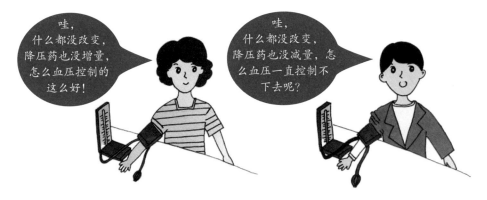

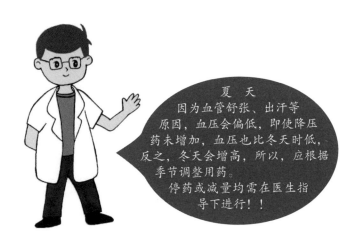

2.关键时刻之单一转联合

正确的联合用药可以使药物产生协同作用，减少每种药物剂量，抵消不良反应。当单一用药不能达到良好的降压效果、毒副作用明显时或中重度高血压时应采用联合用药。

3.关键时刻之药物不耐受

医生会根据患者血压情况、自身情况选用合适的降压药，但因为每个患者对药物敏感性不同，当出现药物疗效不甚理想、药物副作用明显且患者难以耐受等情况时，需调整用药。

4.关键时刻之生活方式有效

中年人群由于生活方式改变：如少盐、低脂饮食、坚持运动、情绪稳定、工作压力得以有效调节等使得血压得到控制时，需要调整用药。

五、中年人高血压饮食指导

40岁的李先生是一位高血压患者，他的同事纪先生是位糖尿病患者，饮食上需要严格控制。李先生觉得自己非常庆幸，吃方面不需要受限制，所以部门应酬的事情全部落在李先生身上，李先生一周有四天晚上在外面应酬，喝酒、吃肉，半年后，李先生因饮食不当导致血压居高不下，几次因高血压危象被送进医院住院治疗。

（一）膳食原则要遵守

高血压患者每天的进食量要适当，以保持适宜的体重，体重指数（BMI）在 18.5 ~ 23.9；每日食盐摄入量不超过 5 克，推荐低盐膳食和高钾膳食，适当增加钙和镁的摄入量；戒酒，每天摄入充足的膳食纤维和维生素。在食物选择上，遵循食物多样化及平衡膳食的原则，尽量减少摄入富含油脂和精制糖的食物，限量使用烹调油；在饮食习惯上，进食应有规律，不宜进食过饱，也不宜漏餐。

（二）限制"卡路里"

体重正常的高血压患者，每天能量摄入可按每千克体重 105 ～ 126 千焦计算；超重和肥胖者适当增加体力活动外，应当适当减少每天的能量摄入，每天比原来摄入的能量减少 1260 ～ 2100 千焦；或者女性患者能量摄入在 4200 ～ 5040 千焦 / 天，男性患者能量摄入在 5040 ～ 6720 千焦 / 天。

（三）营养素及摄入量不能随心所欲

1. "咸"得慌，宜"淡"定

很多中年人不能改变重口味的习惯，加上在外面应酬多，在外就餐概率高，无形中盐的摄入量难以控制。这给中年高血压患者血压控制带来一定的难度，增大了这类人群的风险性。中年人及有高血压家族史者，其血压与盐摄入量的变化更为敏感，膳食中的盐如果增加或减少，血压就会随之改变。高盐饮食还可以改变中年人血压昼高夜低的变化规律，变成昼高夜也高，发生心脑血管意外的危险性就大大增加。超重和肥胖中年人的血压对盐更敏感，盐摄入增加时，血压就会升高。如每天盐摄入量减少 2.4 克，健康人的平均收缩压可降低 2.3mmHg，舒张压可降低 1.4mmHg；而高血压患者的收缩压平均可降低 5.8mmHg，舒张压可降低 2.5mmHg。这表明盐的摄入量直接影响着中年人的血压水平。为了预防高血压并发症的发生，倡导中年人改变饮食习惯，吃清淡少盐的膳食已经成为当务之急。

2. "油"选不饱和

高血压患者为了防止动脉硬化逐渐加重和并发症发生，平时应注意多吃植物油如豆油、菜油、花生油、玉米油等，含有大量的不饱和脂肪酸，其合成物在体内具有降血脂、改善血液循环、抑制血小板凝集、阻抑动脉粥样硬化斑块和血栓形成等功效，对心脑血管病有良好的防治效果等等。目前多被认为是高血压病、动脉硬化和冠心病患者的"康复油"。

3. 钾钠钙镁维生素，适量选择很重要

（1）钠：参见第二篇"高钠食物与血压的关系"。

（2）钾：参见第二篇"高钾食物与血压的关系"。

（3）钙：膳食中钙摄入不足可使血压升高，严重不足还会损伤血管内壁，加剧脂质沉积，造成动脉粥样硬化、血管壁弹性降低又促进血压继续上升。钙质充足时不仅可以保护血管壁，还有降低血液中胆固醇的功效。高血压患者钙的摄入量每天 800 ～ 1000 毫克。奶和豆制品是食物钙的主要来源。

（4）镁：镁也可以降低机体的血压水平，提高体内高密度脂蛋白胆固醇水平，减少甘油三酯及低密度脂蛋白胆固醇含量，预防动脉粥样硬化的发生，还能保护血管的弹性，降低血管紧张度，从而起到降压作用。镁的摄入量每天 350 ～ 500 毫克，富含镁的食物有高粱、大麦、黑豆、青豆、韭菜、胡萝卜、香蕉、柠檬、紫菜、茶树菇等。

（四）食物种类选择有章可循

1. 多粗、杂粮，少"速食"

具体参见第二篇"谷物为主，粗细搭配"及第四篇"方便速食不贪吃"。

粗粮好处知多少

大豆：含有植物蛋白，可以降低血中胆固醇，加固血管

豌豆：有效降低血压

荞麦：含有大量盐酸、维生素P，有降血压功效

燕麦：含有皂苷，可降血脂预防动脉硬化

玉米：能降低血清胆固醇，防止高血压、冠心病、心肌梗死的发生

番薯：含丰富维生素C，还供给人体黏蛋白，保持动脉管壁的弹性，防止心血管脂肪堆积，减少动脉硬化的发生。

……

2. 蛋白要选"优质"的

优质动物蛋白质对血压有一定的调节作用，但摄入过多，热量过高可造成肥胖、血管硬化，也会造成血压升高。因此哪怕是优质动物蛋白质的摄入也应适当，体重正常高血压患者，每日摄入蛋白质占总能量12% ~ 15%，超重或肥胖者占15% ~ 20%。可选择鱼、虾、禽、蛋和瘦肉类食品，每日每种摄入25 ~ 50克。

3. 多"蔬菜水果"，少"酒水饮料"

多"蔬菜水果"参见第二篇"顿顿有蔬菜，天天有水果"。中年高血压不宜饮酒，尽量戒酒，不宜饮用含糖饮料和碳酸饮料，可适量饮用白开水、茶水、矿泉水、低糖或无糖的水果汁和蔬菜汁等，以保证水分摄入。

4. 高"脂"食品要控制

高脂食品是指富含脂质和胆固醇的食物，如动物的内脏和脂肪等，高脂饮食可以引起机体的脂质代谢失衡，血液中饱和脂肪酸和胆固醇含量增多，导致高脂血症，加速动脉硬化形成。高血压患者应通过减

少动物性食物的摄入，降低膳食总脂肪，减少饱和脂肪酸摄入。

表5-1　常见富含胆固醇的食物

单位：毫克/100克（可食部）

食物名称	胆固醇含量	食物名称	胆固醇含量	食物名称	胆固醇含量	食物名称	胆固醇含量
鸡蛋黄粉	2850	鸭蛋	565	明虾	273	牛肉干	166
猪脑	2571	虾米	525	河蟹	267	猪大排	165
鸡蛋粉	2251	鹌鹑蛋	515	鲍鱼	242	猪肚	165
鹅蛋黄	1696	鸡肝（肉鸡）	476	河虾	240	奶油蛋糕	161
鸭蛋黄	1576	虾皮	428	墨鱼	226	沙丁鱼	158
鸡蛋黄	1510	猪肾	354	扒鸡	211	蛤蜊	156
鸡蛋（土鸡）	1338	羊肝	349	奶油	209	扇贝	140
猪肝	1017	鸭肝	341	石螺	198	猪大肠	137
鱿鱼干	871	墨鱼干	316	猪蹄	192	鲫鱼	130
鹅蛋	704	鱼片干	307	鸭肠	187	黄鳝	126
鸡蛋	585	猪皮	304	鸡胗	174	海蟹	125

表5-2　常见富含脂肪的食物

单位：毫克/100克（可食部）

食物名称	脂肪含量	饱和脂肪酸	食物名称	脂肪含量	饱和脂肪酸	食物名称	脂肪含量	饱和脂肪酸
黄油	98	52	鸡蛋黄	28.2	6.3	猪舌	18.1	6.2
奶油	97	42.8	后肘肉	28	9.4	叉烧肉	16.9	5.1
猪肉（肥）	88.6	10.8	金华火腿	28	8.2	烤鸡	16.7	4.6
腊肉（生）	48.8	3	火腿	27.4	9.2	午餐肉	15.9	5
腊肠	48.3	18.4	烧鹅	21.5	6.4	鹅蛋	15.6	4.5
香肠	40.7	14.8	鹅	19.9	5.5	鸽	14.2	3.3
牛肉干	40	38.1	鸭	19.7	5.6	羊肉	14.1	6.2
北京烤鸭	38.4	12.7	鸭舌	19.7	3.5	鸭蛋	13	3.8
五花肉	35.3	12	猪蹄	18.8	6.3	酱牛肉	11.9	5.5
鸭蛋黄	33.8	7.8	猪大肠	18.7	7.7	羊肉串	11.5	2.7
后臀尖肉	30.8	10.8	酱鸭	18.4	5.9	羊脑	10.7	2.3

六、中年人高血压运动指导

（一）运动好处知多少

合理运动可以有效地协助降低血压、调整神经系统的功能、改善血液循环，提高活动能力和生活质量，是高血压治疗的必要组成部分。早期高血压患者可以通过单一运动疗法控制血压，中晚期患者可以减少抗高血压药物。具体参见第二篇"规律运动对降压很有效"。

（二）盲目运动要不得

1. 盲目运动——"运动一天都不能少"

运动就应该坚持，每天不间断的锻炼，一旦停下来就容易懈怠，且运动的效能也会消失。殊不知，高血压患者最好的运动频率每周 4 ~ 5 次，每次持续 40 分钟就能达到最好的运动效果。

为了达到好的运动效果，我每天都要运动，要不然就懈怠了。

医生有话说：

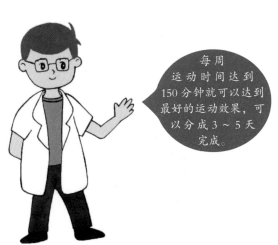

每周运动时间达到 150 分钟就可以达到最好的运动效果，可以分成 3 ~ 5 天完成。

2.盲目运动——"夏练三伏，冬练三九"

"夏练三伏，冬练三九"能使身体更好地获得"顺四时、适寒暑的能力"，但对于高血压患者来说，此类天气并不适合锻炼，此时锻炼反而会造成高血压患者不适。气温过高，运动起来出汗过多，就可能发生脱水现象，甚至中暑；寒冷的环境中运动，要消耗很多热量，可能产生寒战和不适；湿度过高时则影响汗液蒸发。运动时应避开此类天气。

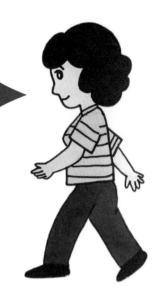

我要锻炼顺四时，适寒暑能力，就要夏练三伏，冬练三九。

医生有话说：

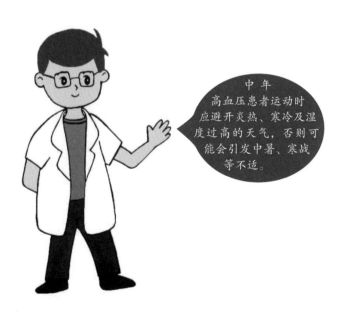

中年高血压患者运动时应避开炎热、寒冷及湿度过高的天气，否则可能会引发中暑、寒战等不适。

3. 盲目运动——"清晨是最佳运动时间"

清晨时，人体交感神经兴奋性开始上升，此时心跳加快、血压上升，达到一天中的一个峰值，此时间段心脑血管的发病率最高，高血压患者锻炼时应避开清晨这个"魔鬼时间"。

清晨是最好的运动时间，趁着天蒙蒙亮人少，运动走起。

医生有话说：

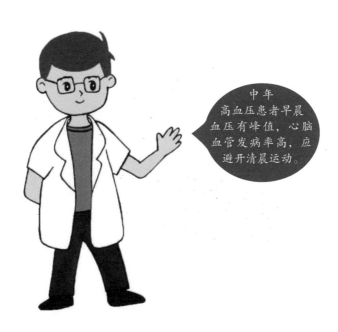

中年高血压患者早晨血压有峰值，心脑血管发病率高，应避开清晨运动。

中年高血压患者运动的八大原则

（1）量"心"而动：根据运动中心率变化调整运动量。适宜心率 = 170 - 年龄。

（2）"多"项而动：运动项目多样化，达到全面发展。

（3）适时而动：选择合适的天气、时机运动，天气不良，身体不适时不宜锻炼。

（4）病发止动：运动过程中出现心悸、气喘、心绞痛等发作时，应立即中止运动，并采取相应措施。

（5）循"序"而动：从小运动量开始，量力而行，逐渐增加运动量。

（6）众人共动：结伴运动，可以相互照应，相互鼓励。

（7）持"恒"而动：运动项目都要长期坚持才能更显成效。

（8）视"体"而动：根据自身的个人爱好、职业、体质等选择合适项目。

（三）科学运动有讲究

1.有氧运动好处多

有氧运动是指人体在氧气充分供应的情况下进行的体育锻炼，即在运动过程中人体吸入的氧气与需求相等，达到生理上的平衡状态。为控制血压而进行运动时，有氧运动比无氧运动的降压效果更明显，更适合高血压患者。

（1）长期进行有氧代谢运动，可以促进胆固醇代谢和分解，提高体内脂蛋白酶的活性，使沉积在血管壁上的低密度脂蛋白分解、高密度脂蛋白胆固醇升高。高密度脂蛋白胆固醇的重要功能是薄薄的附着在动脉管壁上起保护作用，清除其他脂类物质在血管壁上的沉积，对预防动脉粥样硬化和冠心病具有积极作用。

（2）长期有氧运动，可以提高机体的耗氧量，促进组织新陈代谢，改善呼吸和心血管系统功能，增强身体免疫力。

2. 上班族运动时间选择

中年高血压患者大部分还是上班族，在单位承担着重要的角色，工作相对紧张，下班后又有家庭需要照顾，运动时间可以做

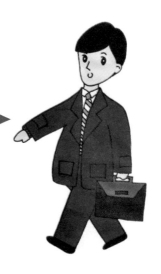

每天早起上班，中午吃完饭没一会要上班，晚上下班回家累死了，怎么有时间去运动？

如下安排：①上班及下班途中：上班或下班途中每天步行10～15分钟，提前出门，给步行和走楼梯留够时间。②上班间隙：上班间隙做一些适合办公室的小运动，可参照"利用上班间隙动一动"内容。③晚饭后间隔1个半小时再运动。

医生有话说：

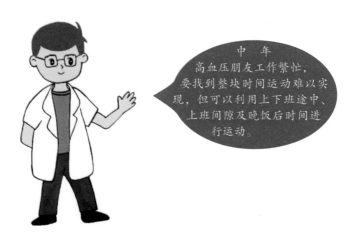

中年高血压朋友工作繁忙，要找到整块时间运动难以实现，但可以利用上下班途中、上班间隙及晚饭后时间进行运动。

3. 利用上班间隙动一动

上班间隙时间可见缝插针地做些健身动作：深呼吸、扩胸运动、屈伸颈部及四肢关节、原地蹲位、压腿踢腿等，上班过程如有需要外出，则能走路就不坐车，能走楼梯就不乘电梯，适当增加工作间隙的运动量。

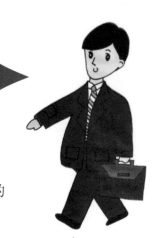

每天上班都是坐在电脑前面，没时间，没场地运动，我的啤酒肚都快藏不住了。

医生有话说：

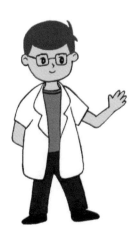

中年高血压朋友可以利用上班有限的空间及放松的时间做一些小运动，一方面可以减轻疲劳，另一方面也可以增加运动量哦！

办公时间减腹运动小技巧

人到中年，尤其是中年高血压患者伴随脂质代谢紊乱，加之长期坐办公室工作，大腹便便成了代名词，不仅影响健康，还不利于形象塑造。减腹运动小技巧是可以在办公时间完成的运动，偷摸地跟大腹便便说再见。

（1）全身放松，两眼平视，注意力集中，身体挺直，做1次深呼吸，腹肌内收，保持1～2秒，重复7或8次。

（2）两脚用力撑地，保持10～12秒，重复5～7次。

（3）用力收缩臀肌，借力把身体从椅子上微微抬起，保持这种姿势3～4秒，重复7～8次。

（4）两手在身体两侧撑住座椅面，尽量把身体抬起，保持这种姿势3～4秒，重复7～8次。

（5）伸直身体，两肩尽量向后用力，使背肌紧张，保持这种姿势4～6秒，然后放松，连做3～5次。

（6）把手放在桌上，用力压桌面，保持紧张状态5～7秒，重复5～7次。

（7）背贴着墙，膝盖弯曲，仿佛坐在椅子上，保持5～7秒，重复7～8次。

4.运动强度要把控

一般来说，心率与运动强度成正比，运动强度低，心率低；运动强度高，心率高。对于中年高血压患者来讲，维持中等量运动强度是合适和安全的，即最大心率（最大心率=220－年龄）70%～80%的运动强度。既可以起到燃脂功效，又能让心肺得到锻炼，全方位提高身体素质，提高生活质量。

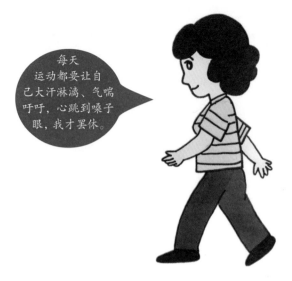

要把控运动强度

医生有话说：

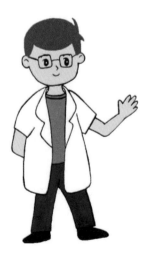

表 5-3　运动等级

等级	占最大心率比例	运动类型
第五阶梯	90% ~ 100%	最大摄氧量运动
第四阶梯	80% ~ 90%	无氧运动
第三阶梯	70% ~ 80%	有氧运动（心肺训练 / 耐力）
第二阶梯	60% ~ 70%	控制体重（燃脂）
第一阶梯	50% ~ 60%	温和的活动（热身）

（四）家务劳动不可替代运动

家务劳动不能等同于运动锻炼。运动锻炼的形式多样，姿势多变，各部位的肌肉关节得到充分的活动。家务劳动往往是一些琐碎的事，不仅运动强度较低而且往往缺乏连续性，实际消耗的热量并不多；家务劳动只能活动到部分肌肉，会使经常活动的肌肉较发达，甚至因负担过重而劳损，部分肌肉未能运动，造成了肌肉活动量的不均衡；家务劳动时人的姿势相对比较固定，会造成韧带和关节囊一侧松，一侧紧，正常的稳定性和灵活性受到破坏。因此，家务劳动不能替代运动。

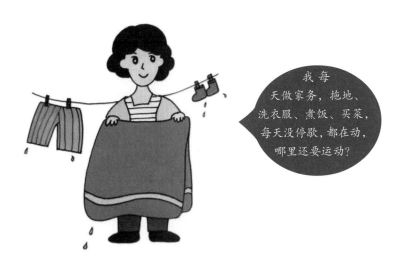

我每天做家务，拖地、洗衣服、煮饭、买菜，每天没停歇，都在动，哪里还要运动？

医生有话说：

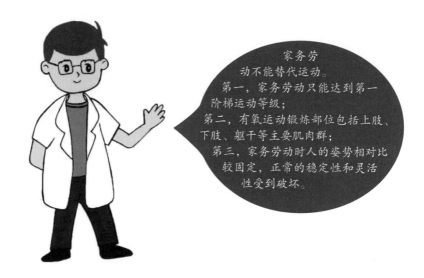

家务劳动不能替代运动。
第一，家务劳动只能达到第一阶梯运动等级；
第二，有氧运动锻炼部位包括上肢、下肢、躯干等主要肌肉群；
第三，家务劳动时人的姿势相对比较固定，正常的稳定性和灵活性受到破坏。

（五）和谐夫妻生活

夫妻生活不仅是一种中等体力活动，也是一种精神兴奋、情绪激昂的情感活动。性交时，呼吸会加快、心跳会加速、血压会升高。研究表明，夫妻生活时收缩压可上升 30 ~ 60mmHg，舒张压可上升20 ~ 40mmHg。中年高血压患者，应慎房事。

1.轻度高血压患者

夫妻生活时血压虽有所增高，但可很快恢复至先前水平，引起心、脑、肾等急症的可能性小，他们可以与正常人一样过夫妻生活。

2.中度高血压患者

一般血压比较稳定，常伴有轻度心、脑、肾等并发症，必须在药物保护下有节制地过夫妻生活。

3.重度高血压患者

有明显的头痛、胸闷、心前区不适、肾功能减退等并发症，夫妻生活时可能诱发心、脑血管意外，所以应暂停夫妻生活，经过药物治疗后，再咨询医生是否能恢复夫妻生活。

4. 夫妻生活注意事项

控制频度与持续时间，每周 1 ~ 2 次为宜。出现以下情况时，夫妻生活应暂缓。

①疲劳、饱餐、酒后。②头痛、头晕、眼花时。③血压控制不稳时。④夫妻生活时出现胸闷、心悸、气短时。

第六篇　老年人高血压家庭防治指导

一、聊聊老年高血压

"我都70岁了，前一段在社区免费测量血压，说我血压高，有165/84mmHg工作人员问我晕不晕？什么药？我说了，我没什么感觉啊，没感觉到晕、身体好着呢，吃什么药……"

（一）什么是老年高血压

《中国老年高血压管理指南（2019）》指出：年龄≥65岁，在未使用降压药物的情况下，血压持续或非同日3次以上超过标准血压为诊断标准，即收缩压≥140mmHg和（或）舒张压≥90mmHg，称为老年高血压。曾明确诊断高血压且正在接受降压药物治疗的老年人，虽然血压＜140/90mmHg，也应诊断为老年高血压。

（二）老年高血压的流行现状

高血压患病率随年龄增加而明显升高，随着全球范围内人口的普遍老龄化，老年高血压已成为老年人主要慢性疾病之一，尤以单纯收缩期高血压为多。老年男性患病率为51.1%，老年女性患病率为55.3%。农村地区居民高血压患病率增长速度较城市快。而高血压的知晓率、治疗率和控制率总体仍处于较低水平，2012～2015年调查显示，

≥ 60 岁人群高血压的知晓率、治疗率和控制率分别为 57.1%、51.4% 和 18.2%。

（三）老年高血压有什么特殊之处

（1）收缩期高血压，脉压差大：老年人由于动脉硬化，造成大动脉弹性降低，贮器作用减弱，收缩压升高，舒张压大多正常，表现为单纯收缩期高血压，脉压差增大。

（2）晨峰血压增高：老年人在清晨醒后血压会迅速升高，与缺血性心肌病、心律失常有着直接的关系。

（3）血压昼夜节律异常：老年高血压患者夜间血压易升高，由杓形变为非杓形、反杓形甚至超杓形。这与老年人动脉硬化有关，也与交感神经活动异常有关。

（4）与体位有关的血压波动：由卧位变为直立体位的 3 分钟内（部分老年人＞ 3 分钟），收缩压下降≥ 20mmHg 或舒张压下降≥ 10mmHg 称为体位性低血压；收缩压升高＞ 20mmHg，称为体位性高血压。临床通常无特异性表现，严重者可出现心慌、疲倦等症状，体位性高血压

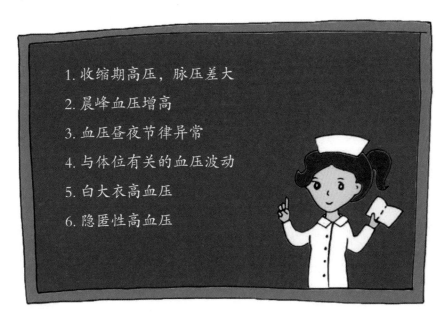

1. 收缩期高压，脉压差大
2. 晨峰血压增高
3. 血压昼夜节律异常
4. 与体位有关的血压波动
5. 白大衣高血压
6. 隐匿性高血压

可能与靶器官损害和脑卒中风险增加有关。

（5）白大衣高血压：指诊室血压 ≥ 140/90mmHg，但诊室外血压不高的现象。白大衣高血压患者发生持续性高血压、靶器官损害、心血管病和死亡的风险显著高于正常血压者。

（6）隐匿性高血压：指患者在诊室内血压正常，动态血压或家庭自测血压升高的现象。随着年龄增长而明显增加。隐匿性高血压有着更高的心血管事件及全因死亡风险，其对预后的影响与持续性高血压相近。

二、面对老年高血压，我们该注意什么

（一）老年高血压控制目标

《中国老年高血压管理指南（2019）》指出：年龄 ≥ 65 岁，血压 ≥ 140/90mmHg，在生活方式干预的同时启动降压药物治疗，将血压降至 < 140/90mmHg。

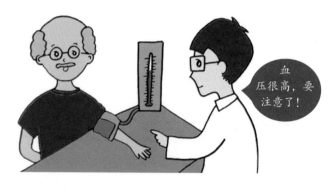

（二）老年人家庭血压监测

家庭血压监测又称为自测血压。可用于评估数日、数周、数月、甚至数年的血压控制情况和长时血压变异，有助于医生根据血压情况调整治疗方案，改善患者治疗依从性。

1. 监测频率

（1）初始治疗阶段、血压不稳定者或是调整药物治疗方案时建议每天早晨和晚上测量血压（每次测 2 ～ 3 遍，取平均值），连续测量 7 天，取后 6 天血压计算平均值。

（2）血压控制平稳者，可每周只测 1 次血压。

（3）长期药物治疗患者，建议监测服用前的血压状态，以评估药物疗效。

（4）不同的降压药，起效时间不同，血压监测的时间有所不同。例如短效降压药的起效时间是 30 分钟，应该在服药 30 分钟后，再监测血压。

2. 记录内容

记录《血压监测记录表》（具体参见第二篇"自我监测很重要"），进行血压的自我管理。记录每次测量血压的日期、时间、收缩压、舒张压和脉搏，必须所有血压读数，而不是只记录平均值，以便医生指导和评价血压监测和控制效果。

3. 注意事项

（1）精神高度焦虑患者，不建议开展家庭血压监测。

（2）如家庭自测血压发现血压升高，需考虑是否为焦虑或紧张情绪导致，可间断测血压，如每 2 天测 1 ～ 2 次。

（3）如多次测量仍提示血压控制不良，及时就诊。

（4）如发现血压低了，根据情况暂时减量或停药，及时咨询家庭医生或到医院就诊。

（5）忌自行长时间停药、加量或减量。

（6）首次测量时，测量记录两臂的血压，以后测量读数较高一侧的手臂。

（三）面对血压监测结果，我们该怎么做

（1）未达标的患者：需每 2 周随访一次，直至血压达标。

（2）已达标的患者：需 3 个月随访一次，评估治疗效果。

（3）定期检查：建议每年定期检查血常规、尿常规、肝肾功能、电解质、心电图，有条件者可选做：动态血压监测、超声心动图、颈动脉超声、胸片、眼底检查等。

三、控制不佳的老年高血压会造成什么影响

"最近一位同样患高血压的老邻居突发'脑出血'死亡，把我给吓得不轻，医生啊，你帮我看看最近血压如何了……"

高血压本身并不可怕，可怕的是高血压引起的并发症，即靶器官损害，老年高血压患者靶器官损害不仅常见，而且可能较严重，如冠心病、心力衰竭、脑卒中、肾功能不全等。如果高血压发病早，且未妥善管理，靶器官损害或并发症会更常见、更严重。

（一）老年高血压并发心脏损害

长期高血压会引起冠状动脉内膜机械性损伤，导致脂肪在动脉壁沉积，形成脂质斑块并造成狭窄。斑块还会引起心肌缺血和心绞痛，当斑块破裂时可导致急性血栓形成，引起急性心肌梗死。高血压患者发生冠脉粥样硬化的风险是血压正常者的 3 ~ 4 倍。另外，长期高血压会导致左心室后负荷增

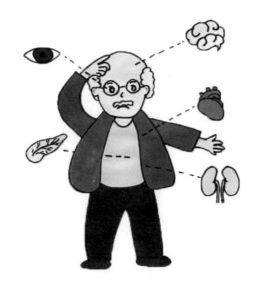

老年高血压患者靶器官损害

加，造成左心室肥大，随着疾病的发展会造成左心衰竭。

出现以下情况时应警惕心脏损害：①胸闷、气短、呼吸困难。②脚踝或者小腿水肿。③只有高枕或者右侧卧才能睡着。④脖子上的血管突出。⑤心率、心律发生改变。此时，应及时到医院就诊或咨询医生，按医生建议做心电图、超声心动图、24小时动态心电图以及心脏MRI检查等及时发现是否存在心脏问题。

（二）老年高血压并发脑血管病

高血压是脑卒中的主要病因，高血压可引起脑出血、缺血性脑卒中。在长期高血压的作用下，老年高血压患者颅内血管易发生微动脉瘤及血管壁玻璃样变，当血压突然升高时，易致血管破裂，造成脑出血。同时高血压会促进脑动脉粥样硬化，如果粥样斑块破裂就容易形成脑血栓导致脑梗死。脑小血管闭塞性病变还会形成腔隙性梗塞，可导致脑萎缩，发展成血管性痴呆。

出现以下情况时应警惕脑卒中：①头晕、头疼；恶心、呕吐。②一侧肢体麻木。③肢体软弱无力、活动受限，易跌倒。④暂时性吐字不清或讲话不流利。⑤短暂的意识丧失、记忆力下降或者昏迷。此时，应及时到医院就诊或咨询医生，按医生建议及时做头颅磁共振成像MRI或CT血管造影CTA检查，明确诊断。

（三）老年高血压并发肾损害

老年高血压病程较长，长期的高血压使肾素－血管紧张素系统（RAS）过度激活，造成肾小球萎缩，肾动脉硬化，肾小球玻璃样变，导致肾实质缺血和肾单位不断减少，引起肾功能的下降，最终导致肾衰竭。同时，肾脏病变又将进一步加剧高血压，形成恶性循环，因此此类高血压患者的血压控制非常困难。

出现以下情况时应警惕肾损害：①早期会出现贫血、疲乏无力。②起夜上厕所的次数增多。③泡沫尿甚至是血尿。④颜面水肿、双下肢脚踝部位水肿。⑤胃口不好、易腹胀；常恶心呕吐。此时，应及时到医院就诊或咨询医生，按医生建议检查肾功能（肌酐、尿素氮、肾小球滤过率等）、尿常规（红细胞、白细胞、尿蛋白、尿比重等）、24小时尿蛋白定量以及肾脏超声，评估肾功能损伤程度。

四、合理用药控制老年高血压

"这不也是降压药吗？我同事吃这个效果很好啊？为什么我就不能用呢？哎呀，失误了，我还以为降压药都一样，原来吃错了药，难怪血压一直这么高……"

老年高血压治疗的主要目标是保护靶器官，最大限度降低心脑血管事件和死亡风险。

（一）老年人降压药的使用特点

小剂量开始，平稳降压；效果不佳，考虑多药联合、逐步达标、个体化降压的原则。

（1）小剂量：初始治疗时通常采用较小的有效治疗剂量，并根据需要，逐步增加剂量。

（2）长效：尽可能使用1次/天、24小时持续降压作用的长效药物，有效控制夜间和清晨血压。

（3）联合：不推

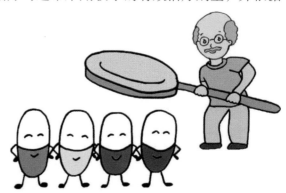

荐衰弱老年人和≥80岁高龄老年人初始联合治疗；若单药治疗效果不满意，可采用两种或多种低剂量降压药物联合治疗，以增加降压效果，降低药物副作用；也可采用单片复方制剂的方式。

（4）个体化：根据患者具体情况、耐受性、个人意愿和经济承受能力，选择适合患者的降压药物。

（二）什么情况下该吃药

（1）年龄≥65岁，血压≥140/90mmHg，在生活方式干预的同时启动降压药物治疗。

（2）年龄≥80岁，血压≥150/90mmHg，即启动降压药物治疗；经评估确定为衰弱高血压患者时，血压≥160/90mmHg，应考虑启动降压药物治疗。

（三）老年高血压用药注意事项

如高血压患者不依从药物治疗，会引起更高的心血管疾病等风险。

（1）不擅自更换降压药：每种药的降压机制和效果都存在一定的差异。如果因为原有的降压药吃完了，就擅自换了其他类型的药，或者减少了服药的种类，就会影响降压效果。

（2）服药时间要固定：患者服药时间不固定、很随性，比如第一天是早上07：00服药的，以后也应尽量在07：00前后服药，如果该时间段忘记服药了，想起来时已经10点多了，也应把当天的药及时服用。

（3）忌间断性服药：高血压患者一般是需要长期服药的，如果在血压暂时稳定后，就自行停药了，等血压高了再服药，这种间断性服药会导致血压处于上下波动的状态，不仅会影响降压效果，而且还易发生心梗、脑梗等疾病。

五、老年高血压患者的饮食原则

"煮饭炒菜会多放些盐巴，要不然没味道。水果平时也有吃，比较少。牙齿不行了，你像那苹果啥的你啃不动，那吃不动，不就懒得去吃，是不是？就是心里想吃但吃不动……

随着年龄增加，老年人牙齿、咀嚼、消化、视觉和听觉及味觉等功能可出现不同程度的衰退。很多老年人多病共存，长期服用多种药物，很容易造成食欲不振，影响营养素吸收，加重营养失衡状况。

为帮助老年人更好地适应身体机能的改变，努力做到合理膳食、均衡营养，减少和延缓疾病的发生和发展，促进健康老龄化。《中国老年人膳食指南2016》推荐如下原则。

1. 少量多餐细软，预防营养缺乏

食物多样，制作细软，少量多餐，预防营养缺乏。老年人膳食应注意合理设计、精准营养。对于高龄老人和身体虚弱以及体重出现明显下降的老人，应特别要注意增加餐次，除三餐外可增加两到三次加餐，保证充足的食物摄入。食量小的老年人，应注意在餐前和餐时少喝汤水，少吃汤泡饭。对于有吞咽障碍和80岁以上老人，可选择软食，进食中要细嚼慢咽，预防呛咳和误吸；对于贫血，钙和维生素D、维生素A等营养缺乏的老年人，建议在营养师和医生的指导下，选择适合自己的营养强化食品。

2. 主动足量饮水，多食膳食纤维

便秘是诱发脑卒中的危险因素，老年高血压患者尤其要注意保持大便通畅。食物不要过分精细，有意识地多吃一些富含粗纤维的蔬菜，如芹菜、菠菜、卷心菜等，也可进食一些水果、蜂蜜、芝麻等润肠的食物。同时老年人身体对缺水的耐受性下降，要主动多饮水，每天的饮水量应达到 1500 ~ 2000 毫升，这对养成定时排便的生活习惯也很重要。

3. 延缓肌肉衰减，维持适宜体重

骨骼肌肉是身体的重要组成部分，延缓肌肉衰减对维持老年人活动能力和健康状况极为重要。延缓肌肉衰减的有效方法是吃动结合，一方面要增加摄入富含优质蛋白质的瘦肉、海鱼、豆类等食物，另一面要进行有氧运动和适当的抗阻运动。老年人体重应维持在正常稳定水平，不应过度苛求减重，体重过高或过低都会影响健康。从降低营养不良风险和死亡风险的角度考虑，70 岁以上的老年人的体重指数应不低于 20 为好。血脂等指标正常的情况下，体重指数上限值可略放宽到 26。

4. 摄入充足食物，鼓励陪伴进餐

老年人每天应至少摄入 12 种及其以上的食物。采用多种方法增加食欲和进食量，吃好三餐。早餐宜有 1 ~ 2 种以上主食、1 个鸡蛋、1 杯奶、另有蔬菜或水果。中餐、晚餐宜有 2 种以上主食，1 ~ 2 个荤菜、1 ~ 2 种蔬菜、1 个豆制品。饭菜应色香味美、温度适宜。对于生活自理有困难的老年人，家人应多陪伴，采用辅助用餐、送餐上门等方法，保障食物摄入和营养状况。家人应对老年人更加关心照顾，陪伴交流，注意饮食和体重变化，及时发现和预防疾病的发生和发展。

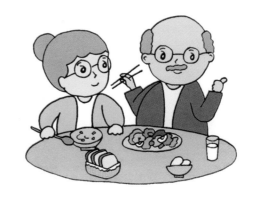

5. 少盐少油，控糖限酒

减少食用腌、熏制食品。每日食盐摄入量 <6 克。增加富钾食物摄入，有助于降低血压。豆类和优质蛋白对于血管有保护作用，并有一定的降压功效；戒烟限酒可降低患心血管疾病和肺部疾病的风险。老年人应限制酒精摄入，男性每日饮用酒精量应 <25 克，女性每日饮用酒精量应 <15 克。白酒、葡萄酒（或米酒）或啤酒饮用量应分别 <50 毫升、100 毫升、300 毫升。可适度饮用淡茶，以绿茶为首选，但忌用茶水送服降压药。

六、老年高血压患者的运动原则

（一）规律运动

老年高血压及高血压前期患者进行合理的有氧锻炼可有效降低血压。老年人不宜做剧烈运动，可选择步行、打太极拳、八段锦、游泳等有氧运动。建议老年人有氧体育锻炼应每周不少于 5 天、每天不低于 30 分钟。一般认为老年人每天户外锻炼 1 ~ 2 次，每次 1 小时左右，以轻微出汗为宜；或每天至少 6000 步。注意每次运动要量力而行，强度不要过大，运动持续时间不要过长，可以分多次运动。

（二）注意运动前后保暖

血压往往随着季节的变化而变化。老年人对寒冷的适应能力和对血压的调控能力差，常出现季节性血压波动现象。应保持室内温暖，经常通风换气；

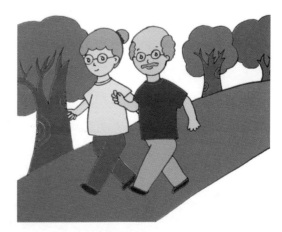

骤冷和大风时减少外出运动；适量增添衣物，避免血压大幅波动。

（三）运动的注意事项

（1）运动前应咨询医生是否适合运动疗法。

（2）运动中要注意监测心率变化。

（3）运动前应该做关节运动操等热身，运动后要放松。

（4）进餐后 1 ~ 2 小时方可运动，禁止空腹运动，运动中、后适当补充水分和能量。

（5）运动时应着宽松衣服、舒适运动鞋，避免运动损伤，及时更换衣服避免受凉。

（6）运动中如出现胸闷、气短、恶心、头晕等不适，应立即停止运动。

（7）控制患者运动的强度，避免剧烈运动，要告知患者需在家人陪护下进行适当的锻炼，这样才能有效防止意外状况出现。

附　录

中国 3 ～ 17 岁儿童每岁、身高对应的血压标准

1. 男童血压标准

年龄（岁）	身高百分位值	身高范围（厘米）	收缩压（mmHg）				舒张压（mmHg）			
			50th	90th	95th	99th	50th	90th	95th	99th
3	P5	＜ 96	88	99	102	108	54	62	65	72
	P10	96 ～ 97	88	100	103	109	54	63	65	72
	P25	98 ～ 100	89	101	104	110	54	63	66	72
	P50	101 ～ 103	90	102	105	112	54	63	66	73
	P75	104 ～ 106	91	103	107	113	55	63	66	73
	P90	107 ～ 108	92	104	107	114	55	63	66	73
	P95	≥ 109	93	105	108	115	55	63	66	73
4	P5	＜ 102	89	101	104	111	55	64	67	74
	P10	102 ～ 104	90	102	105	111	55	64	67	74
	P25	105 ～ 107	91	103	106	113	55	64	67	74
	P50	108 ～ 110	92	104	108	114	56	64	67	74
	P75	111 ～ 113	93	106	109	115	56	64	67	74
	P90	114 ～ 116	94	107	110	117	56	65	68	75
	P95	≥ 117	95	107	111	117	56	65	68	75
5	P5	＜ 109	92	104	107	114	56	65	68	75
	P10	109 ～ 110	92	104	107	114	56	65	68	75
	P25	111 ～ 113	93	105	109	115	56	65	68	75
	P50	114 ～ 117	94	106	110	117	57	65	69	76
	P75	118 ～ 120	95	118	111	118	57	66	69	76
	P90	121 ～ 123	96	109	112	119	58	67	70	77
	P95	≥ 124	97	110	113	120	58	67	70	77
6	P5	＜ 114	93	105	109	115	57	66	69	76
	P10	114 ～ 116	94	106	110	116	57	66	69	76

续表

年龄（岁）	身高百分位值	身高范围（厘米）	收缩压（mmHg）				舒张压（mmHg）			
			50th	90th	95th	99th	50th	90th	95th	99th
	P25	117 ~ 119	95	107	111	117	58	66	69	77
	P50	120 ~ 123	96	108	112	119	58	67	70	78
	P75	124 ~ 126	97	110	113	120	59	68	71	78
	P90	127 ~ 129	98	111	115	121	59	69	72	79
	P95	≥ 130	99	112	116	123	60	69	73	80
7	P5	< 118	94	106	110	117	58	67	70	77
	P10	118 ~ 120	95	107	111	118	58	67	70	78
	P25	121 ~ 123	96	108	112	119	59	68	71	78
	P50	124 ~ 127	97	110	113	120	59	68	72	79
	P75	128 ~ 131	98	112	115	122	60	70	73	81
	P90	132 ~ 135	100	113	117	124	61	71	74	82
	P95	≥ 136	100	114	117	125	62	71	74	82
8	P5	< 121	95	108	111	118	59	68	71	78
	P10	121 ~ 123	95	108	112	119	59	68	71	79
	P25	124 ~ 127	97	110	113	120	60	69	72	80
	P50	128 ~ 132	98	111	115	122	61	70	73	81
	P75	133 ~ 136	99	113	117	124	62	71	74	82
	P90	137 ~ 139	101	114	118	125	62	72	75	83
	P95	≥ 140	102	115	119	127	63	73	76	84
9	P5	< 125	96	109	112	119	60	69	72	80
	P10	125 ~ 128	96	109	113	120	60	69	73	80
	P25	129 ~ 132	98	111	115	122	61	71	74	82
	P50	133 ~ 137	99	113	117	124	62	72	75	83
	P75	138 ~ 142	101	115	119	126	63	73	76	84
	P90	143 ~ 145	102	116	120	128	64	73	77	85
	P95	≥ 146	103	117	121	129	64	74	77	85
10	P5	< 130	97	110	114	121	61	70	74	81
	P10	130 ~ 132	98	111	115	122	62	71	74	82
	P25	133 ~ 137	99	113	116	124	62	72	75	83

年龄（岁）	身高百分位值	身高范围（厘米）	收缩压（mmHg）				舒张压（mmHg）			
			50th	90th	95th	99th	50th	90th	95th	99th
	P50	138 ~ 142	101	115	119	126	63	73	77	85
	P75	143 ~ 147	102	117	120	128	64	74	77	85
	P90	148 ~ 151	104	118	122	130	64	74	77	86
	P95	≥ 152	105	119	123	131	64	75	77	86
11	P5	< 134	98	111	115	122	62	72	75	83
	P10	134 ~ 137	99	112	116	124	63	72	76	84
	P25	138 ~ 142	100	114	118	126	64	73	77	85
	P50	143 ~ 148	102	116	120	128	64	74	78	86
	P75	149 ~ 153	104	119	123	130	64	74	78	86
	P90	154 ~ 157	106	120	124	132	64	74	78	86
	P95	≥ 158	106	121	125	133	64	74	78	86
12	P5	< 140	100	113	117	125	64	73	77	85
	P10	140 ~ 144	101	115	119	126	64	74	78	86
	P25	145 ~ 149	102	117	121	128	65	75	78	86
	P50	150 ~ 155	104	119	123	131	65	75	78	86
	P75	156 ~ 160	106	121	125	133	65	75	78	86
	P90	161 ~ 164	108	123	127	135	65	75	78	87
	P95	≥ 165	108	124	128	136	65	75	78	87
13	P5	< 147	102	116	120	128	65	75	78	86
	P10	147 ~ 151	103	117	121	129	65	75	78	87
	P25	152 ~ 156	104	119	123	131	65	75	79	87
	P50	157 ~ 162	106	121	125	133	65	75	79	87
	P75	163 ~ 167	108	123	128	136	65	75	79	87
	P90	168 ~ 171	110	125	130	138	66	76	79	87
	P95	≥ 172	110	126	130	139	66	76	79	88
14	P5	< 154	103	118	122	130	65	75	79	87
	P10	154 ~ 157	104	119	124	132	65	75	79	87
	P25	158 ~ 162	106	121	125	133	65	75	79	87
	P50	163 ~ 167	108	123	128	136	65	75	79	87

续表

年龄（岁）	身高百分位值	身高范围（厘米）	收缩压（mmHg）				舒张压（mmHg）			
			50th	90th	95th	99th	50th	90th	95th	99th
	P75	168 ~ 172	109	125	130	138	66	76	79	88
	P90	173 ~ 176	111	127	131	140	66	76	80	88
	P95	≥ 177	112	128	133	141	67	77	80	89
15	P5	< 158	105	120	124	132	65	76	79	87
	P10	158 ~ 161	106	121	125	133	65	76	79	87
	P25	162 ~ 166	107	122	127	135	66	76	79	88
	P50	167 ~ 170	109	124	128	137	66	76	80	88
	P75	171 ~ 174	110	126	131	139	66	77	80	89
	P90	175 ~ 178	112	128	132	141	67	77	81	89
	P95	≥ 179	113	129	133	142	67	77	81	90
16	P5	< 161	105	121	125	133	66	76	79	88
	P10	161 ~ 164	106	121	126	134	66	76	79	88
	P25	165 ~ 168	107	123	127	136	66	76	80	88
	P50	169 ~ 172	109	125	129	138	66	76	80	88
	P75	173 ~ 176	111	126	131	140	67	77	80	89
	P90	177 ~ 179	112	128	133	141	67	77	81	90
	P95	≥ 180	113	129	134	142	67	78	81	90
17	P5	< 163	106	121	126	134	66	76	80	88
	P10	163 ~ 165	107	122	126	135	66	76	80	88
	P25	166 ~ 169	108	124	128	136	66	76	80	88
	P50	170 ~ 173	109	125	130	138	67	77	80	89
	P75	174 ~ 177	111	127	131	140	67	77	81	89
	P90	178 ~ 180	112	129	133	142	67	78	81	90
	P95	≥ 181	113	129	134	143	68	78	82	90

2. 女童血压标准

年龄（岁）	身高百分位值	身高范围（厘米）	收缩压（mmHg）				舒张压（mmHg）			
			50th	90th	95th	99th	50th	90th	95th	99th
3	P5	＜ 95	87	99	102	108	55	63	67	74
	P10	95 ～ 96	88	99	103	109	55	63	67	74
	P25	97 ～ 99	88	100	103	110	55	64	67	74
	P50	100 ～ 102	89	101	104	111	55	64	67	74
	P75	103 ～ 105	90	102	105	112	55	64	67	74
	P90	106 ～ 107	91	103	106	113	55	64	67	75
	P95	≥ 108	91	103	107	113	56	64	67	75
4	P5	＜ 101	89	101	105	111	56	64	67	75
	P10	101 ～ 103	89	101	105	111	56	64	67	75
	P25	104 ～ 106	90	102	106	112	56	64	67	75
	P50	107 ～ 109	91	103	107	113	56	64	67	75
	P75	110 ～ 112	92	104	107	114	56	65	68	75
	P90	113 ～ 114	93	105	109	115	56	65	68	76
	P95	≥ 115	93	105	109	115	56	65	68	76
5	P5	＜ 108	91	103	106	113	56	65	68	76
	P10	108 ～ 109	91	103	107	113	56	65	68	76
	P25	110 ～ 112	92	104	107	114	56	65	68	76
	P50	113 ～ 116	93	105	109	115	57	65	68	76
	P75	117 ～ 119	93	106	109	116	57	66	69	77
	P90	120 ～ 122	94	107	111	117	58	66	70	77
	P95	≥ 123	95	108	111	118	58	67	70	78
6	P5	＜ 113	92	104	108	115	57	65	69	76
	P10	113 ～ 114	92	105	108	115	57	66	69	77
	P25	115 ～ 118	93	106	109	116	57	66	69	77
	P50	119 ～ 121	94	107	110	117	58	67	70	78
	P75	122 ～ 125	95	108	112	118	58	67	71	79
	P90	126 ～ 128	96	109	113	119	59	68	71	79
	P95	≥ 129	97	110	114	121	59	69	72	80

年龄（岁）	身高百分位值	身高范围（厘米）	收缩压（mmHg）				舒张压（mmHg）			
			50th	90th	95th	99th	50th	90th	95th	99th
7	P5	＜116	93	105	109	115	57	66	69	77
	P10	116～118	93	106	109	116	57	66	69	77
	P25	119～122	94	107	110	117	58	67	70	78
	P50	123～126	95	108	112	119	59	68	71	79
	P75	127～130	96	109	113	120	59	69	72	80
	P90	131～133	97	111	114	122	60	69	73	81
	P95	≥134	98	112	115	122	61	70	73	82
8	P5	＜120	94	106	110	116	58	67	70	78
	P10	120～122	94	107	111	117	58	67	71	79
	P25	123～126	95	108	112	119	59	68	71	79
	P50	127～131	96	109	113	120	60	69	72	80
	P75	132～135	98	111	115	122	61	70	73	82
	P90	136～138	99	112	116	123	61	71	74	83
	P95	≥139	100	113	117	124	62	71	75	83
9	P5	＜124	95	108	111	118	59	68	71	79
	P10	124～127	95	108	112	119	59	68	72	80
	P25	128～132	97	110	113	120	60	69	73	81
	P50	133～136	98	111	115	122	61	71	74	82
	P75	137～141	100	113	117	124	62	72	75	84
	P90	142～145	101	114	118	125	63	72	76	84
	P95	≥146	102	115	119	126	63	73	76	85
10	P5	＜130	96	109	113	120	60	69	73	81
	P10	130～133	97	110	114	121	61	70	73	82
	P25	134～138	99	112	116	123	62	71	75	83
	P50	139～143	100	113	117	124	63	72	76	84
	P75	144～147	101	115	119	126	63	73	76	85
	P90	148～151	103	116	120	128	63	73	77	85
	P95	≥152	103	117	121	129	64	73	77	86

年龄（岁）	身高百分位值	身高范围（厘米）	收缩压（mmHg）				舒张压（mmHg）			
			50th	90th	95th	99th	50th	90th	95th	99th
11	P5	＜ 136	98	112	115	122	62	71	75	83
	P10	136 ~ 139	99	113	116	123	62	72	75	84
	P25	140 ~ 144	101	114	118	125	63	73	76	85
	P50	145 ~ 149	102	116	120	127	64	73	77	86
	P75	150 ~ 154	103	117	121	128	64	74	77	86
	P90	155 ~ 157	104	118	122	129	64	74	77	86
	P95	≥ 158	104	118	122	130	64	74	77	86
12	P5	＜ 142	100	113	117	124	63	73	76	85
	P10	142 ~ 145	101	114	118	125	63	73	77	85
	P25	146 ~ 150	102	116	120	127	64	74	77	86
	P50	151 ~ 154	103	117	121	129	64	74	78	86
	P75	155 ~ 158	104	118	122	130	64	74	78	87
	P90	159 ~ 162	105	119	123	130	64	74	78	87
	P95	≥ 163	105	119	123	131	64	74	78	87
13	P5	＜ 147	101	115	119	126	64	74	77	86
	P10	147 ~ 149	102	116	120	127	64	74	78	87
	P25	150 ~ 153	103	117	121	128	64	74	78	87
	P50	154 ~ 157	104	118	122	129	65	74	78	87
	P75	158 ~ 161	105	119	123	130	65	74	78	87
	P90	162 ~ 164	105	119	123	131	65	74	78	87
	P95	≥ 165	105	119	123	131	65	75	78	87
14	P5	＜ 149	102	116	120	127	65	74	78	87
	P10	149 ~ 152	103	117	121	128	65	75	78	87
	P25	153 ~ 155	104	118	122	129	65	75	78	87
	P50	156 ~ 159	104	118	122	130	65	75	78	87
	P75	160 ~ 163	105	119	123	130	65	75	78	87
	P90	164 ~ 166	105	119	123	131	65	75	79	87
	P95	≥ 167	106	120	124	131	65	75	79	88

年龄 （岁）	身高百 分位值	身高范围 （厘米）	收缩压（mmHg）				舒张压（mmHg）			
			50th	90th	95th	99th	50th	90th	95th	99th
15	P5	＜ 151	103	116	120	128	65	75	79	87
	P10	151 ~ 152	103	117	121	128	65	75	79	88
	P25	153 ~ 156	104	118	122	129	65	75	79	88
	P50	157 ~ 160	105	119	123	130	65	75	79	88
	P75	161 ~ 163	105	119	123	131	65	75	79	88
	P90	164 ~ 166	105	120	124	131	65	75	79	88
	P95	≥ 167	106	120	124	131	65	75	79	88
16	P5	＜ 151	103	117	121	128	65	75	79	88
	P10	151 ~ 153	103	117	121	129	65	75	79	88
	P25	154 ~ 157	104	118	122	130	65	75	79	88
	P50	158 ~ 160	105	119	123	130	65	75	79	88
	P75	161 ~ 164	105	119	123	131	66	76	79	88
	P90	165 ~ 167	106	120	124	131	66	76	79	88
	P95	≥ 168	106	120	124	132	66	76	79	88
17	P5	＜ 152	103	117	121	129	66	76	79	89
	P10	152 ~ 154	104	118	122	129	66	76	79	89
	P25	155 ~ 157	104	118	122	130	66	76	80	89
	P50	158 ~ 161	105	119	123	130	66	76	80	89
	P75	162 ~ 164	105	119	124	131	66	76	80	89
	P90	165 ~ 167	106	120	124	132	66	76	80	89
	P95	≥ 168	106	120	124	132	66	76	80	89

参考文献

［1］赵春杰.告别高血压［M］.北京：华龄出版社，2020.

［2］陈广垠.高血压家庭医生百科［M］.合肥：安徽科学技术出版社，2018.

［3］林赟霄，杨爱玲，王佑华.睡眠与高血压的相关性研究进展［J］.中华高血压杂志，2016，24（11）：1086-1091.

［4］汪紫妍，诸国华，华琦.高血压患者抑郁焦虑共病的研究进展［J］.中华保健医学杂志，2021，23（03）：307-310.

［5］中国高血压防治指南（2018年修订版）［J］.中国心血管杂志，2019，24（01）：24-56.

［6］谢幸，孔北华，段涛.妇产科学［M］.北京：人民卫生出版社，2018.

［7］胡文娟，齐建光.2017年美国儿科学会《儿童及青少年高血压筛查和管理的临床实践指南》解读及对我国全科医师的指导建议［J］.中国全科医学，2019，22（24）：2897-2906.

［8］吴超，马文君，蔡军.儿童及青少年高血压的诊断、评估和治疗［J］.中华高血压杂志，2021，29（07）：686-690.

［9］李宙童.动态血压和家庭血压诊断白大衣及隐匿性高血压的准确性研究［D］.上海：上海交通大学，2019.

［10］陈琦玲.特殊类型高血压临床诊治要点专家建议［J］.中国全科医学，2020，23（10）：1202-1228.

［11］2019中国家庭血压监测指南［J］.中华高血压杂志，2019，27（08）：708-711.

［12］王国敏.167例住院高血压患儿病因分析及其靶器官损害

〔D〕.石家庄：河北医科大学，2020.

〔13〕孟玲慧.儿童青少年高血压及其危险因素对早期靶器官损害的影响〔D〕.北京：北京协和医学院，2012.

〔14〕黄钊，许君，杨亚梅，等.儿童高血压的药物治疗进展〔J〕.实用医药杂志，2020，37（10）：941-945.

〔15〕张云婷，马生霞，陈畅，等.中国儿童青少年身体活动指南〔J〕.中国循证儿科杂志，2017，12（06）：401-409.

〔16〕中国高血压健康管理规范（2019）〔J〕.中华心血管病杂志，2020（01）：10-46.

〔17〕范晓清.高血压自我诊疗与调养〔M〕.南宁：广西科学技术出版社，2016.

〔18〕柯俊.中国居民用药安全指导〔M〕.北京：中国医药科技出版社，2020，145.

〔19〕膳书堂文化.高血压\高血脂食疗与药疗新版〔M〕.上海：上海科学技术文献出版社，2017，98.

〔20〕张立强，高键.盐与健康〔M〕.上海：上海科学普及出版社，2013，40.

〔21〕王水龙.心血管疾病养护随身书〔M〕.西安：西安交通大学出版社，2017，44.

〔22〕中华人民共和国行业标准.高血压患者膳食指导〔S〕.北京，中华人民共和国国家卫生和计划生育委员会，2013.

〔23〕陈昱，思金华，时晓迟.老年高血压并发症临床治疗研究进展〔J〕.中国老年学杂志，2019，1（39）：508-511.

〔24〕王继光.老年高血压现状与问题〔J〕.中国循环杂志，2017，32（11）：1049-1051.

〔25〕王薇，赵冬.中国老年人高血压的流行病学〔J〕.中华老年

医学杂志，2005，24（4）：246-247.

［26］李立明，饶克勤，孔灵芝，等．中国居民 2002 年营养与健康状况调查［J］．中华流行病学杂志，2005，26（7）：478-484.

［27］郑刚．对最新高血压指南中老年高血压管理的要点解读［J］．中华老年心脑血管病杂志，2019，21（2）：221-224.

［28］国家基本公共卫生服务项目基层高血压管理办公室．国家基层高血压防治管理指南［J］．中国循环杂志，2017，32（11）：1041-1048.

［29］Nanshan Chen， MinZ， Xuan D， et al. Epidemiological and clinical characteristics of 99 cases of 2019 novel coronavirus pneumonia in Wuhan， China：a descriptive study. Lancet2020， 6736（20）：1-7.

［30］胡盛寿，高润霖，刘力生，等.《中国心血管病报告 2018》概要［J］.中国循环杂志，2019；34（3）：209-220.

［31］葛均波，徐永健．内科学（第 8 版）［M］.北京：人民卫生出版社，2014.

［32］吴兆苏，霍勇，王文．中国高血压患者教育指南［J］.中华高血压杂志.2013，21（12）：1123-1149.

［33］Ambrosius WT, Sink KM, Foy CG, et al. The design and rationale of a multicenter clinical trial comparing two strategies for control of systolic blood pressure： the Systolic Blood Pressure Intervention Trial （SPRINT）［J］. Clin Trials, 2014, 11（5）：532-546.

［34］Xu W, Goldberg SI, Shubina M, et al. Optimal systolic blood pressure target， time to intensification， and time to follow-up in treatment of hypertension： population based retrospective cohort study［J］. BMJ, 2015, 350：h158.

［35］Nanshan Chen， MinZ， Xuan D， et al. Epidemiological and

clinical characteristics of 99 cases of 2019 novel coronavirus pneumonia in Wuhan，China：a descriptive study. Lancet2020，6736（20）：1-7.

［36］Bansil P，Kuklina EV，Merritt RK，et al. Associations between sleep disorders，sleep duration，quality of sleep，and hypertension：results from the National Health and Nutrition Ex- amination Survey，2005 to 2008［J］. J Clin Hypertens （Green- wich），2011，13（10）：739 - 743.

［37］孙钦艳.个体化护理对老年高血压患者血压及并发症的效果评价［J］.中国农村卫生，2018，（20）：67.